Martin Korte

Long
Covid

Martin Korte

Long Covid

Wenn der Gehirnnebel bleibt

Die gefährlichen Langzeitfolgen von Corona

Deutsche Verlags-Anstalt

Die Übersetzungen von Zitaten aus englischsprachigen Quellen stammen vom Autor.

Sollte diese Publikation Links auf Webseiten Dritter enthalten, so übernehmen wir für deren Inhalte keine Haftung, da wir uns diese nicht zu eigen machen, sondern lediglich auf deren Stand zum Zeitpunkt der Erstveröffentlichung verweisen.

MIX
Papier | Fördert gute Waldnutzung
FSC® C014496

Klimaneutral
Druckprodukt
ClimatePartner.com/14044-1912-1001

Penguin Random House Verlagsgruppe FSC® N001967

1. Auflage

Lektorat: Anja Fischer, Hannover
Grafiken: Peter Palm, Berlin
Umschlaggestaltung: Favoritbuero, München
Satz, Druck und Bindung: GGP Media GmbH, Pößneck
Printed in Germany
ISBN 978-3-421-07008-1

www.dva.de

Inhalt

Einleitung: Long-Covid als eine eigene Krankheit verstehen

»Es fing unglaublich mild an. Normalerweise hätte ich dem überhaupt keine Beachtung geschenkt. Doch innerhalb einer Woche fühlte ich mich richtig … ich fühlte mich, als ob ein Elefant auf meiner Brust sitzen würde. Zeitweise war ich überzeugt, dass ich sterben würde. Auch nach einem Jahr hatte ich keinen einzigen symptomfreien Tag.«

Claire Hastie, zitiert nach: Michael Marshall: Four Key Questions about Long Covid, Nature, Vol. 594, 10. Juni 2021, S. 168

Die Corona-Infektion ist überstanden, der Test negativ, man möchte an die frische Luft, und der Drang nach dem »normalen« Leben, sportlicher Aktivität oder auch nur einem Spaziergang ist groß. Doch die Rückkehr zum Alltag ist für viele Menschen, die an Covid-19 erkrankt waren, nicht leicht; oft ist Geduld gefragt. Auch wenn man einen milden Verlauf hatte, können die Beschwerden nach der Infektion noch lange andauern, bei manchen beginnen sie sogar erst Wochen nach der Infektion und halten dann Monate, manchmal sogar Jahre an. Manche Erkrankten fühlen sich noch 4–12 Wochen, nachdem die eigentliche Infektion überstanden ist, schlecht – einigen Menschen, die sich gleich zu Anfang der Pandemie infiziert haben, geht es bis heute nicht besser.

Die Rede ist von Long-Covid, einem Thema, von dem in den ersten zwei Jahre der Pandemie so recht keiner etwas wissen wollte. In der gesellschaftlichen Wahrnehmung spielt es bis heute immer noch kaum eine Rolle. Und für Mediziner und Medizinerinnen stellen sich die Symptome diffus, schwer greifbar und diagnostisch verwirrend dar.

Beides hat lange zu Abwehrreaktionen bei der medizinischen Anerkennung von Long-Covid als eigenständigem Krankheitsbild geführt. Warum Politik, Medizin und Gesellschaft nicht hinsehen wollten, war verständlich: Jeder möchte die Pandemie so schnell wie möglich hinter sich lassen und zu einer Art Normalität zurückkehren.

»Als Optimist mag man mit dem Spruch durchs Leben gehen: ›Das passiert anderen und nicht mir.‹ Damit könnte man auf die Nase fallen.«

Dr. Margret Hund-Georgiadis, medizinische Leiterin der Klinik Rehab Basel, zu Long-Covid und wen es betrifft, www.srf.ch/news/schweiz/corona-nachwehen-in-10-zitaten-long-covid-der-weg-zum-briefkasten-wird-zum-abenteuer [01.07.2022]

Fakt ist aber: Das Wort »genesen« bei negativem Schnelltest nach einer SARS-CoV-2-Infektion hat für viele Betroffene einen bitteren Beigeschmack – es bezeichnet den Schwebezustand zwischen akutem Covid-19 und Long-Covid.

»Als ich im März 2020 Long-Covid bekam, war ich 38 und gesund. Wenn Sie so sind wie ich damals, ist es schwer zu verstehen, wie schlimm Long-Covid ist. Ich glaube, wir haben den Instinkt wegzusehen, aber bitte, es ist wichtig hinzusehen.«

Anonyme/r Patient/in der Post-Covid Clinic, Oxford,
The Long CovidSelf-Help Guide, S. 7

Wie schnell und dauerhaft sich das Leben durch eine Covid-Infektion ändern kann, zeigt eine Krankengeschichte, die in einem vielbeachteten Artikel der amerikanischen Zeitschrift *The Atlantic* im April 2021 veröffentlicht wurde: Caitlin Barber wurde im Herbst 2021 im Mount Sinai Center for Post-COVID Care in New

York eingeliefert, sechs Monate, nachdem sie sich in dem Pflegeheim, in dem sie als Diätassistentin arbeitete, mit SARS-CoV-2 infiziert hatte. Die 28-Jährige war frisch verheiratet und lebte im Hinterland von New York. Sie nahm an Halbmarathons teil und ging jeden Tag nach der Arbeit für zwei Stunden ins Fitnessstudio.

Barbers akuter Infektionsverlauf von Covid-19 war nicht besonders schwerwiegend, sie selbst sagt: »Es war für mich wie eine Erkältung; in dieser Hinsicht hatte ich großes Glück.« Zwei Wochen später ging sie wieder zur Arbeit, und dann kam der Schreck. »Innerhalb von drei Tagen brach meine Welt einfach zusammen«, sagt sie. Sie hatte Schwierigkeiten, einfache Berichte zu schreiben. Mitten in einer routinemäßigen Ernährungsberatung fand sie sich mit einer Messsonde in der Hand wieder und wusste nicht, was sie als Nächstes tun sollte. Nach einigen weiteren gescheiterten Versuchen, ihrer Arbeit wie gewohnt nachzugehen, ließ sie sich krankschreiben, und schon wenige Wochen später verschlechterte ihr Zustand sich so, dass sie kaum noch das Haus verlassen konnte.

Fast ein Jahr später ist Barber überwiegend ans Bett gefesselt. Ihre Symptome verändern sich ständig. An manchen Tagen ist sie froh, wenn sie selbstständig duschen kann. Es fällt ihr schwer, sich die Zähne zu putzen oder Mahlzeiten zuzubereiten, denn ihr Herz rast mit weit über 100 Schlägen pro Minute (normal sind 60 bis 90 im Ruhezustand). Da sie die meiste Zeit des Tages allein ist – ihr Mann arbeitet lange –, muss sie Toilettengänge und ihre Nahrungsaufnahme sorgfältig planen, um nicht zusammenzubrechen. In ihrer Wohnung stehen überall Stühle, auf denen sie sich ausruhen kann. Auf die Frage ihrer Freunde, was sie den ganzen Tag zu Hause macht, antwortet sie: »Ich habe das Gefühl, dass ich sehr beschäftigt bin.« Das Herzrasen und eine unendliche Müdigkeit erschweren jeden Schritt im Alltag, für Haushaltsdinge, die ihr früher leicht von der Hand gingen, benötigt sie heute einen ganzen Tag, um sie zu erledigen.

Anfangs taten viele Ärzte Fälle wie diesen als Folge von Angstzuständen oder gar Hypochondrie ab. Fast die Hälfte der Patienten fühlte sich sogar 2022 noch stigmatisiert. Allerdings zeigt die Geschichte von Caitlin Barber exemplarisch, dass Long-Covid nicht nur von akademischem Interesse ist. Ein »Einzelfall« unter sehr vielen Einzelfällen, die klar machen: Wir müssen uns darauf einstellen, dass die Pandemie wahrscheinlich viel mehr Patientinnen und Patienten mit lang anhaltenden gesundheitlichen und psychischen Problemen hervorbringt, als die meisten es sich anfänglich haben vorstellen können (eine der wenigen Ausnahmen ist der aktuelle Gesundheitsminister Karl Lauterbach, der schon früh vor Long-Covid warnte).

Long-Covid wird aus allen Ländern der Welt berichtet. Viele Betroffene waren zuvor begeisterte Radfahrer, Läuferinnen, Skifahrer und Tänzerinnen, sind jetzt stark eingeschränkt und können ihren früheren Leidenschaften nicht mehr nachgehen. Einige sind nicht einmal mehr in der Lage, ihren früheren Beruf auszuüben.

»Long-Covid fühlt sich wie ein Fluch an. Mein Körper und mein Gehirn sind irgendwie falsch, an verschiedenen Tagen auf unterschiedliche Weise, unvorhersehbar und beunruhigend. An guten Tagen zweifele ich an mir selbst, an schlechten Tagen an allem. Die Krankheit ist kapriziös, grenzenlos und bösartig.«

Anonyme/r Patient/in der Post-Covid Clinic, Oxford,
The Long Covid Self-Help Guide, S. 12

Wie hoch die individuellen und gesellschaftlichen Kosten von Long-Covid sind, zeigen auch die bloßen Zahlen: Covid-19 hat schätzungsweise 15 Millionen Menschen weltweit seit Ende 2019 das Leben gekostet – aber abgesehen von den beängstigenden Auswirkungen auf das Leben und die Gesundheit jedes einzelnen Menschen, alarmiert Mediziner und Forschende das quantitative Ausmaß des Problems. Zahllose Betroffene spüren neben den privaten auch die wirtschaftlichen Auswirkungen. Neben den akut Erkrankten fehlen viele 20- bis 50-jährige Arbeitskräfte, die mitunter für Monate nicht oder nur eingeschränkt arbeiten können. Long-Covid wird mehr und mehr zum Problem für die Arbeitswelt und die Sozialsysteme, ebenso wie für den langfristigen politischen Umgang mit SARS-CoV-2. Ich meine: Dem müssen wir uns stellen, Wegsehen hilft nicht!

»Frau A. ist ein exemplarischer Fall. Wie bisher die meisten steckte sie sich in der zweiten Virensaison an, kurz vor Weihnachten. Wie viele andere war sie nicht besonders krank, bettlägerig zwar, aber stabil genug, um Covid zu Hause auszukurieren. Nach etwa vier Wochen merkte sie: Mit mir stimmt etwas nicht, und es wird nicht besser. Ich bin so erschöpft. Und ich kann mich nicht mehr konzentrieren … Nichts ist mehr, wie es mal war. Nur im Garten geht es. Unter den raschelnden Kirschbaumblättern, zwischen all den wippenden Blütenstauden findet sie Inseln der Ruhe. Das sind gute Momente, kleine Erfolge, sie muss dringend lernen, ruhig zu bleiben. In ihrem Kopf wabert nicht nur Nebel, dort ist auch stets alles in Alarmbereitschaft. Andere Menschen zu treffen, in den Supermarkt zu gehen, das kann schon viel zu viel sein. Dann wird die Brust ganz eng, das Herz stolpert, vor den Augen flimmert es, und alles dreht sich.«

Nike Heinen: Long Covid: Sie wissen nicht weiter, Zeit online, 6. September 2021

Der Begriff »Long Covid« ist, wenn man das alles berücksichtigt, eigentlich irreführend, denn er suggeriert, dass es sich um eine lange Version der Covid-Erkrankung handelt. Aber medizinisch betrachtet ist Long-Covid meiner Ansicht nach – und viele Kolleginnen und Kollegen teilen sie – kein lang anhaltendes Covid-19, sondern ein eigenes Krankheitsbild, das sich durch die Infektion mit dem Coronavirus entwickelt und manifestiert. Das Virus ist der Trigger, aber die Krankheit ist die Folge der Reaktion des

Immunsystems und anderer Faktoren, die zum Teil in der Veranlagung eines Patienten/einer Patientin selbst liegen. Ich habe für dieses Buch daher die Schreibweise mit Bindestrich gewählt. Dass die neue, chronische Long-Covid-Krankheit als solche überhaupt identifiziert und charakterisiert wird, ist irritierenderweise hauptsächlich der Arbeit von Patientengruppen und deren proaktiven Netzwerken in den sozialen Medien zu verdanken, in denen sie darauf aufmerksam machten, dass sie noch lange nach der SARS-CoV-2-Infektion gesundheitliche Probleme hatten; sie waren es übrigens auch, die den Begriff »long covid« geprägt haben.

Unabhängig davon, wie man zu der Frage steht, ob die Pandemie vorbei ist oder wie das Leben mit dem Virus künftig aussehen sollte, ist klar, dass uns Covid-19 in irgendeiner Form weiter begleiten wird – das Virus wird genauso wenig verschwinden wie die verschiedenen Typen von Grippeviren. Die schätzungsweise 1,2 Millionen Menschen in Deutschland, die Long-Covid am eigenen Leib erfahren haben oder immer noch daran leiden, können ihrer Erkrankung ohnehin nicht ausweichen.

Dieses Buch soll dazu beitragen, dass alle Beteiligten – die Betroffenen, die Ärzteschaft, die Politik und die Wirtschaft – Long-Covid besser verstehen. Und natürlich soll es auch allen Interessierten an den Auswirkungen der Corona-Pandemie eine Handreichung bieten. Vor allem im letzten Kapitel möchte ich aber auch eine erste Orientierung zu den Therapie- und Selbsthilfemöglichkeiten geben.

Für den gesamten Text gilt: Ich schreibe dieses Buch über ein sich bewegendes Ziel, denn die Forschung zu Long-Covid ist in vollem Gange. Aber leider gibt es immer noch nur sehr wenige Studien, die neue Hypothesen und Therapien testen – ein enormer Gegensatz zu den vielen neuen Fällen, die täglich hinzukommen. Mittlerweile laufen immerhin einige Forschungsprogramme (erst in den USA und GB, jetzt auch bei uns in Deutschland).

»Müdigkeit allein ist eine untaugliche Beschreibung für die existenzielle Erschöpfung, die ich mindestens ein Jahr lang jeden Tag erlebe. Eine leere Batterie, die der Schlaf kaum auflädt. Wie der größte Jetlag und Kater, den ich je hatte, zusammen. Jeden einzelnen Tag, Tag und Nacht.«

Anonyme/r Patient/in der Post-Covid Clinic, Oxford,
The Long Covid Self-Help Guide, S. 14

Sie fragen sich vielleicht, warum dieses Buch von einem Neurowissenschaftler geschrieben wurde. Das hängt vor allem damit zusammen, dass die am längsten anhaltenden und häufigsten Symptome von Long-Covid mit dem Gehirn zusammenhängen und die dabei involvierten entzündlichen Prozesse auch zu meinem neurobiologischen Arbeitsgebiet gehören. Darüber hinaus zeigen neueste Untersuchungen, dass gehirnassoziierte Symptome bei jungen Menschen genauso häufig vorkommen wie bei älteren, selbst wenn sie nur leicht an Covid-19 erkrankt waren.

»In Zukunft müssen sehr viel mehr als bisher die Zusammenhänge zwischen den verschiedenen Wissensdimensionen berücksichtigt werden. Dazu gehören nicht nur die gesellschaftlichen Kontexte wissenschaftlicher und technischer Probleme, sondern auch die historisch spezifische Rolle bestimmter Wissensbilder, der Reichtum und die Verschiedenartigkeit lokalen Wissens und die thematischen Verbindungen, die oft durch Disziplingrenzen getrennt werden«, sagt Prof. Jürgen Renn, Direktor des Max-Planck-Instituts für Wissenschaftsgeschichte.

Die Verbindungen herzustellen zwischen diesen Wissensdimensionen, wird auch entscheidend sein, um Diagnoseverfahren und therapeutische Ansätze bei der Long-Covid-Erkennung und -Behandlung zu entwickeln. Vier Leitfragen sind dabei die folgenden:

- Wie viele Menschen bekommen Long-Covid bei welcher Virusvariante (Inzidenz), und welche Menschen sind am meisten gefährdet (Risikofaktoren)?

- Welche biologischen Ursachen hat Long-Covid?
- Wie ist die Beziehung zwischen Long-Covid und anderen Postinfektionssyndromen?
- Was kann man tun, um den Erkrankten zu helfen (Therapien)?

Hier eine kurze Übersicht über die Buchkapitel, die sich mit diesen Fragen beschäftigen: Im 1. Kapitel *Covid-19 und Long-Covid – eine Bestandsaufnahme* werde ich nach einer statistischen Annäherung an die akute Corona-Erkrankung, Begriffsklärungen und einer Zusammenfassung der komplexen Originalstudien zu Long-Covid und Post-Covid beschreiben, um welche Symptome es geht. Klar wird dabei werden, dass Long-Covid jeden treffen kann, egal ob milder oder schwerer Verlauf, jung oder alt.

»Die Leute sagen: ›Früher konnte ich einen 2000er hochklettern. Heute ist der Weg zum Briefkasten ein Abenteuer.‹«

Dr. Margret Hund-Georgiadis, medizinische Leiterin der Klinik Rehab Basel, zu Long-Covid und wen es betrifft, www.srf.ch/news/schweiz/corona-nachwehen [08.07.2022]

Im 2. Kapitel *Neurologische Manifestationen von Long-Covid* geht es um die Frage, was wir bisher über die Auswirkungen von Covid-19 auf das Nervensystem insgesamt wissen. Erklärt wird, wie es sein kann, dass mit dem Gehirn ein Organ betroffen ist, das meist gar nicht infiziert wurde. Einem der häufigsten Symptome, dem »Gehirnnebel«, werde ich genauer auf den Grund gehen. Zudem werden wir uns die Langzeitfolgen eines Deliriums – das leider Patienten mit schweren Verläufen nicht selten trifft – näher anschauen.

In Kapitel 3 *Auf der Suche nach den Ursachen – Forschung zu Long-Covid* soll über die biologischen Ursachen von Long-Covid aufgeklärt werden. Warum bestehen weiter Symptome, obwohl das Immunsystem das Virus doch erfolgreich bekämpft hat? Erste

Antworten auf wahrscheinliche Ursachen lassen sich bereits geben. Der Schwerpunkt liegt auf der Frage, wie das Gehirn das Immunsystem steuert und auch umgekehrt, welche Wirkung das Immunsystem in das Gehirn hinein hat. Dabei betrachte ich ausführlich die Frage der chronischen Neuroinflammation – Gegenstand auch meiner eigenen Forschung an der TU Braunschweig und am Helmholtz-Zentrum für Infektionsforschung in Braunschweig.

Das 4. Kapitel *Autoimmunreaktionen – ein Auslöser für Long-Covid?* ist den Autoimmunerkrankungen gewidmet. Unter anderem werde ich versuchen zu erklären, warum Frauen häufiger betroffen sind. Vor allem wird es darum gehen, in welchem Zusammenhang Long-Covid und das Immunsystem stehen.

Das 5. Kapitel *Was hilft? Therapien, Behandlungen und Wirkmechanismen* könnte für die von Long-Covid Betroffenen unter den Leserinnen und Lesern das wichtigste sein. Wenn Sie dieses Buch lesen, sind Sie vielleicht selbst von Long-Covid betroffen, wissen schon eine ganze Menge über das Coronavirus und erhoffen sich, Ihre diffusen Symptome besser zu verstehen, und Informationen darüber, wo Hilfe zu erwarten sein könnte. Hinweise zu Therapieansätzen und ihren Wirkmechanismen, zu Medikamenten und Anlaufstellen finden Sie in diesem Teil des Buchs. Gegenstand des Kapitels wird auch sein, wie eine Wiedereingliederung in die Arbeitswelt möglich ist und wie man es mit Sport halten sollte.

Abschließend werde ich kurz erläutern, was wir aus meiner Sicht für zukünftige Pandemien aus den Covid-19- und Long-Covid-Erkrankungen lernen sollten.

Wie man dieses Buch liest

Der Verlag und ich haben versucht, dieses Buch trotz des komplexen, sich ständig weiterentwickelnden Themas für Sie so lesbar und übersichtlich wie möglich zu gestalten. Dabei bedienen wir uns folgender Elemente:

- Viele **Fachbegriffe** werden in kleinen Extratexten kurz erklärt, zusätzlich findet sich am Ende des Buches ein **Glossar.**
- **Literaturhinweise,** die einerseits mir als Autor als Quellen gedient haben, für Sie aber auch weiterführende Lektüre sein können, finden Sie ebenfalls am Ende des Buches. Die Hinweise sind nur ein Bruchteil der verwendeten Originalliteratur und können nur ausschnittweise den aktuellen Forschungsstand zu den Themen SARS-CoV-2, Long-Covid und Immunsystem dokumentieren. An dieser Stelle bitte ich alle Kollegen und Kolleginnen um Entschuldigung, deren Artikel nicht ausdrücklich erwähnt sind. Berücksichtigt ist die Literatur bis 08/2022.
- Ein **Register** hilft Ihnen, gezielt nach bestimmten Begriffen zu suchen.
- **Konkrete Hinweise für Patienten** sind unterstrichen, damit Sie als Patient oder Patientin die Möglichkeit haben, schnell auf die für Sie vielleicht besonders wichtigen Passagen zu stoßen.
- Von Covid-19 und Long-Covid sind Frauen und Männer betroffen, als Patienten und Patientinnen, als Mediziner*innen, als Arbeitnehmer und -geber*innen, als Politiker*innen. Wir sind uns dieser Tatsache sehr bewusst und haben uns trotzdem dagegen entschieden, im Text fortlaufend zu **gendern.** Im Buch werden also nicht an allen Stellen beide Geschlechter erwähnt, um den Lesefluss nicht zu unterbrechen, aber es sind, bis auf die Fälle, wo es ausdrücklich nur um Männer oder um Frauen geht, immer beide Geschlechter gemeint.

Kapitel 1: Covid-19 und Long-Covid – eine Bestandsaufnahme

»Jeder weiß, dass Seuchen auf der Welt immer wiederkehren; aber irgendwie fällt es uns schwer, an solche zu glauben, die aus heiterem Himmel auf unsere Köpfe niederprasseln. Es hat in der Geschichte so viele Seuchen wie Kriege gegeben, aber immer haben Seuchen und Kriege die Menschen überrascht.«

Albert Camus, Die Pest (1947)

Die Corona-Pandemie traf die Weltgemeinschaft und damit uns alle am Beginn des Jahres 2020 weitgehend unvorbereitet – trotz der Warnungen der WHO, dass die Gefahr groß sei, dass ein noch unbekannter Erreger X eine Pandemie auslösen könnte. Seit diesen frühen Tagen der Pandemie ist viel geschehen, unzählige Studien wurden veröffentlicht, der Infektionsweg und die Covid-19-Erkrankung sind mittlerweile relativ gut verstanden, und es gibt Impfstoffe sowie erste Medikamente.

Ganz anders stellt sich die Situation für Long-Covid dar, für all die Symptome, die noch Wochen, manchmal Monate, ja Jahre nach der Infektion mit dem Coronavirus weiter fortbestehen. Und obwohl das Krankeitsbild Millionen von Menschen weltweit trifft, ist es im öffentlichen Bewusstsein nur langsam angekommen und die allgemeine Unwissenheit ist entsprechend groß. In diesem ersten Kapitel will ich eine Bestandsaufnahme versuchen, was man über die Symptome weiß und wie die Begrifflichkeiten im Zusammenhang mit Long-Covid verwendet werden. Wenn man so will: einen ersten Steckbrief für die Fahndung nach Long-Covid in all seinen Erscheinungsformen an die Wand pinnen!

SARS-CoV-2: Die Fakten

Die Coronavirus-Krankheit 2019 (**co**rona**vi**rus **d**isease 2019, Covid-19) ist eine durch ein damals neuartiges Coronavirus ausgelöste Viruserkrankung. Seit dem Bekanntwerden der ersten Fälle in Wuhan, China, im Dezember 2019 sind im Zusammenhang mit Covid-19 weltweit viele Menschen gestorben (s. Abbildung 1). Offiziell erfasst sind ca. sechs Millionen, Übersterblichkeitsdaten legen mit hoher Wahrscheinlichkeit eher 15–20 Millionen Todesfälle nahe.

■ Unter **Übersterblichkeit** versteht man den Umstand, dass im Vergleich zu einem Mittelwert in einem bestimmten Zeitraum (Monate oder Jahre) deutlich mehr Menschen sterben, als zu erwarten gewesen wäre. Um die mittlere Sterberate zu erfassen, werden über mehrere Jahre hinweg die durchschnittlichen Todesfälle ermittelt. Sterben im fraglichen Zeitraum mehr Menschen, ist das ein Indikator dafür, dass in Zeiten der Corona-Pandemie viele Menschen an SARS-CoV-2 gestorben sind, ohne dass dies unbedingt durch einen Test bestätigt wurde.

Dabei hat die Mehrheit der Patienten, die sich mit Covid-19 infizieren, nur leichte bis mittelschwere Symptome oder bleibt sogar asymptomatisch. Offiziell haben sich weltweit etwa 600 Millionen Menschen mit SARS-CoV-2 angesteckt (Stand 08/2022), Epidemiologen gehen aber davon aus, dass die Ansteckungsrate 3–4-mal so hoch ist, da nicht alle Länder mit gleicher Intensität getestet haben. Lebensbedrohlich wird es nur für etwa 5 – 8 % der Infizierten.

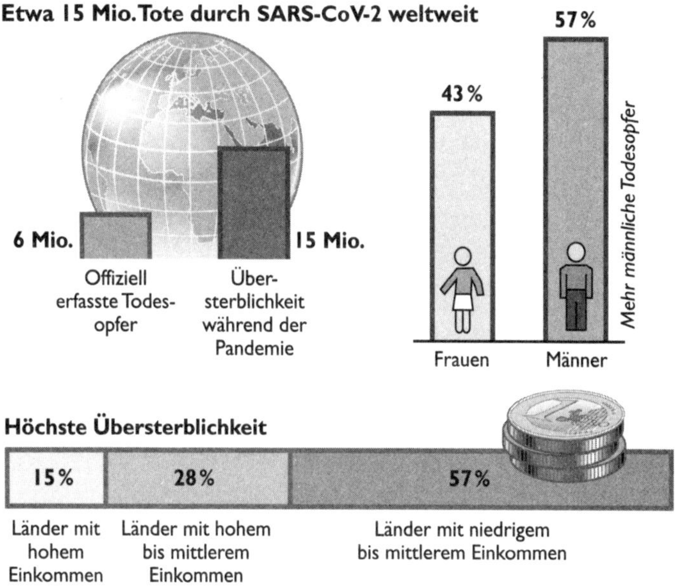

Abb. 1: Weltweite Todesopfer durch SARS-CoV-2 (nach offiziellen Zahlen der WHO, Stand Mai 2022). Angegeben sind die von Regierungen offiziell gemeldeten Todesopfer und die anhand der sog. Übersterblichkeit ermittelten Daten.

Eine der anfangs unentdeckten Eigenschaften des SARS-CoV-2-Virus ist, dass Infizierte, weil sie zunächst keine Symptome zeigen, die Krankheit unbemerkt schon vor der Diagnose weitergeben können. Dadurch verbreitet sich das Virus schnell, effektiv und erst einmal unbemerkt.

- **SARS-CoV-2** (**s**evere **a**cute **r**espiratory **s**yndrome **co**rona**v**irus type 2) ist der Auslöser der Covid-19-Erkrankung. Es handelt sich um ein membranumhülltes RNA-Virus, das verwandt ist mit dem SARS- und dem MERS-Virus.

Eine andere für uns Menschen ungünstige Eigenschaft des Virus ist, dass es auf Zellen im Nasen-Rachen-Raum eine erste Andockstelle findet. Und das Schloss, in das der Eingangsschlüssel des Virus passt, gibt es auf verschiedenen anderen Körperzellen auch, z. B. in der Lunge, in den Blutgefäßen, im Magen-Darm-Trakt, am Herzen und sogar im Gehirn. Noch perfider ist der Umstand, dass es sich bei diesen Andockstellen um Rezeptoren handelt, die für die Blutdruckregulation eine wichtige Rolle spielen und (ausgerechnet) einige Funktionen im Immunsystem haben. Der Name des Rezeptors: ACE2. Erschwerend kommt hinzu, dass die Immunantwort auf das Virus bewirkt, dass mehr ACE2 in die Zellmembran eingebaut wird – also mehr Andockstellen zur Verfügung stehen. So wird eine noch zusätzlich verstärkte SARS-CoV-2-Infektion ermöglicht.

■ Der Rezeptor **ACE2** (**a**ngiotensin-**c**onverting **e**nzyme 2) ist die Eintrittspforte für SARS-CoV-2 – aber auch für andere Coronaviren – in eine menschliche Zelle. ACE2 ist normalerweise an der Blutdruckregulation beteiligt.

Darüber hinaus hat SARS-CoV-2 eine Möglichkeit entwickelt, die schnelle und effektive Immunabwehr in unserem Körper auszuhebeln, indem es die antiviralen Boten des Immunsystems, die Interferone, daran hindert, infizierte Zellen zu verlassen. Allerdings entkommen die Viren dem Immunsystem damit keineswegs komplett, sie schaffen sich so nur einen »unfairen« Startvorteil, der tödlich sein kann. Denn wenn unser Immunsystem erst mit einiger Verspätung entdeckt, dass sich etwas vermehrt, was nicht zu unserem Körper gehört, schlägt es umso massiver zu. Damit trifft es das Virus nur auf indirektem Weg, weil das Immunsystem die Zellen angreift, die Viren produzieren. Viren sind auf sich allein gestellt nicht lebensfähig, sie brauchen den Stoffwechsel und die genetische Maschinerie von Körperzellen, um sich zu vermehren. Virusvermehrende Körperzellen präsentieren auf ihrer Oberfläche Bestandteile des Virus, die vom Immunsystem als fremd erkannt werden. Diese Körperzellen greift das Immunsystem an – was dann auch das Virus tötet.

- **Interferone** sind eine Gruppe von Signalmolekülen des Immunsystems, die an der Bekämpfung von Virusinfektionen beteiligt sind. Sie gehören zu den Zytokinen.

Durch die absterbenden Zellen und verschiedene Botenstoffe des Immunsystems entsteht eine Entzündung, Der Mensch fiebert, und wenn die Immunreaktion außer Kontrolle gerät, können Zellen und ganze Organe Schaden nehmen. Dies gilt bei SARS-CoV-2 in der akuten Infektionsphase vor allem für die Lunge. Sie kann so in Mitleidenschaft gezogen werden, dass die Aufnahme von Sauerstoff in den Körper nicht mehr ausreichend gelingt und die Sauerstoffsättigung sinkt. Passiert das zu schnell und hört das Immunsystem nicht auf zu attackieren, müssen die Patienten ins Krankenhaus – und manchmal sogar auf der Intensivstation beatmet werden. Läuft die Lunge in ihren feinen Verästelungen voll Wasser oder verkleben diese ultradünnen Verzweigungen in der Lunge, kann dies zum Tod führen, da die Sauerstoffaufnahme irreparabel geschädigt ist.

Virusvarianten

SARS-CoV-2 kann, wenn es sich vermehrt, mutieren, also seine genetische Sequenz verändern. Treten genügend viele dieser Veränderungen auf und verändern sich die Eigenschaften des Virus, was Infektionshäufigkeit und Letalität angeht, spricht man von einer neuen Variante des Virus (manchmal auch salopp von einem neuen »Familienmitglied«).

Jede neue Variante von SARS-CoV-2 wird wissenschaftlich benannt. Dabei gibt es drei unterschiedliche Systeme (GISAID,

Nextstrain und Pango), allerdings nutzen diese für die öffentliche Kommunikation unpraktische Kombinationen aus Buchstaben und Zahlen. Anfänglich wurden im öffentlichen Diskurs die Varianten nach dem Land benannt, in dem sie als Erstes auftraten – mit der Folge, dass die Bevölkerung dieser Länder sich Diskriminierungen und Feindseligkeiten ausgesetzt sah. Um dem entgegenzuwirken, hat die WHO die Corona-Varianten am 31. Mai 2021 umbenannt (Weekly epidemiological update 42, 1. Juni 2021, s. Abbildung 2).

Mögliche Folgen der Infektion

Die Menschen, die auf einer Intensivstation waren und die SARS-CoV-2-Infektion dank des Einsatzes von Ärztinnen und Ärzten, Pflegenden und moderner Medizin(technik) überlebt haben, brauchen im Anschluss an den Krankenhausaufenthalt oft nicht nur Wochen, sondern es kann Monate oder – wie man nun fast drei Jahre nach Beginn der Pandemie weiß – sogar Jahre zu körperlichen und/oder geistigen Einschränkungen kommen. 70–80 % aller Patienten, die während einer Covid-19-Erkrankung auf einer Intensivstation behandelt werden, sind von solchen Folgen betroffen.

Aber auch etwa 10 % der Menschen, die einen milden Covid-19-Verlauf hatten, berichten von Langzeitfolgen, die inzwischen – wie auch in diesem Buch – Long-Covid genannt werden. Betroffen sind Menschen jedes Alters, wie so oft gibt es hier statistisch besser validierte Zahlen aus Großbritannien: Hier waren laut dem UK Office for National Statistics vom 01.06.2022 allein 1,2 Millionen Menschen aktuell von Long-Covid-Symptomen betroffen, auf die Bevölkerungszahl Deutschlands hochgerechnet wären das mindestens 1,5 Millionen Betroffene. Aber über die gesellschaftliche Verantwortung, die wir gegenüber einer wachsenden Generation von Erkrankten haben, wurde bislang wenig gesprochen.

Wichtige SARS-CoV-2-Varianten

BESORGNISERREGENDE VARIANTEN		
WHO-Bezeichnung	Linie	erstmals dokumentiert
α Alpha	B.1.1.7	Großbritannien (September 2020)
β Beta	B.1.351	Südafrika (Mai 2020)
γ Gamma	P.1	Brasilien (November 2020)
δ Delta	B.1.617.2	Indien (Oktober 2020)
o Omikron	B.1.1.529	Verschiedene Länder (November 2021)

ZU BEOBACHTENDE VARIANTEN		
WHO-Bezeichnung	Linie	erstmals dokumentiert
λ Lambda	C.37	Peru (Dezember 2020)
μ Mu	B.1.621	Kolumbien (Januar 2020)

Abb. 2: Nomenklatur der Virusvarianten

Während der Deltawelle ist das Thema Long-Covid in der Gesundheitspolitik kaum diskutiert worden. Die Aufmerksamkeit konzentrierte sich lange ganz auf akute schwere Erkrankungen und Todesfälle von überwiegend älteren Menschen. Erst in den letzten Monaten, in denen andere Virusvarianten vorherrschen, inzwischen vor allem Subtypen der Omikron-Variante, gerät Long-Covid mit seinen lebensverändernden Langzeitfolgen, die das Virus für viele Menschen hat, mehr in den Fokus. Dieser Umstand war für mich eine wichtige Motivation, dieses Buch zu schreiben. Denn ich meine, alle Beteiligten – Patienten, Angehörige, Ärzte, die Wissenschaft und die Politik – sollten mit möglichst vielen Hintergrundinformationen zur Entstehung des Long-Covid-Syndroms und ersten Ansätzen von Behandlungs- und Therapieideen versorgt werden.

Für Hunderte von Millionen von Menschen auf der ganzen Welt hat die Infektion mit SARS-CoV-2 eine Reihe von Problemen mit sich gebracht. Das Ausmaß dieser Gesundheitsbelastung ist schwierig zu messen. Aber es ist wichtig, es zu versuchen, denn nur so können Gesundheitsbudgets geplant werden. Dabei hilft, klar zu erkennen, wie wichtig Forschung und Heilversuche in diesem Fall sind. Gute Daten für die Auswirkungen verschiedenster Gesundheitszustände zu bekommen, war schon vor der Pandemie schwierig. Wie soll man ein Jahr mit Asthma, Wochen mit massiven Schlafstörungen oder Monate mit einer Depression miteinander vergleichen? Diese Berechnungen sind noch schwieriger, wenn Wissenschaftler es mit einem neuen Virus und einer noch nicht wirklich charakterisierten und definierten lang anhaltenden Krankheit zu tun haben.

Um zu quantifizieren, wie sich eine Krankheit auf eine ganze Bevölkerung auswirkt, werden Daten über die Anzahl der Infizierten, die Zahl derjenigen, die bestimmte Symptome hatten, die Dauer der Krankheit, wie viele Patienten eine Krankenhausbehandlung benötigten und ihr Alter erfasst. So wird berechnet, wie viele Lebens- und Arbeitsjahre gesamtgesellschaftlich durch Long-Covid verloren gegangen sind und wie viele Jahre mit einschränkenden Symptomen gelebt werden. Um diese zu quantifizieren, verwenden die Forscher einen Wert für die Krankheit, »Behinderungsindex« genannt (»Global Burden of Disease«-Tabelle), mit einer standardisierten Liste von Behinderungsgewichten, wobei ein Gewicht von 0 vollkommene Gesundheit und 1 der Tod ist. Die neueste verfügbare Version, die 2019 veröffentlicht wurde, gibt z. B. einem leichten Ohrenschmerz ein Behinderungsgewicht von 0,013 und schwerer Multipler Sklerose 0,72.

In den USA hat man entsprechend dieser Behinderungsgewichtung bereits Zahlen spezifisch für Long-Covid erhoben. Die Ergebnisse legen nahe, dass in den Jahren 2020 und 2021 etwa 4,6 Millionen Menschen in den Vereinigten Staaten Symptome hatten, die mindestens drei Monate andauerten. Die Daten zeigen auch, dass Menschen mit Long-Covid einen durchschnittlichen Behinderungsgrad von 0,21 hatten – das entspricht einem vollständigen Hörverlust oder einer schweren traumatischen Hirnverletzung. Man kann nur hoffen, dass diese Zahlen bei allen Beteiligten das Bewusstsein wecken, dass es sich bei Long-Covid nicht um eine Bagatelle handelt – und wie hoch die Krankheitslast in der Bevölkerung tatsächlich ist.

Zu Letzterem wurden bereits Daten über die britische REACT-Studie (**Re**al-time **A**ssessment of **C**ommunity **T**ransmission) erhoben. Das ist eine umfangreiche Stichprobenuntersuchung, die im Jahr 2020 begann und aufzeichnet, wie SARS-CoV-2 sich durch England bewegt und welche Symptome bei den Menschen auftreten. Die Daten der REACT-Studie legen nahe, dass die gesundheitlichen Auswirkungen der Corona-Pandemie immer noch andauern – und zwar bei erstaunlich vielen Menschen. So ergeben die Daten aus dem Jahre 2021 (also vor der hochansteckenden Omikron-Variante), dass 19 % der britischen Bevölkerung mit Covid-19 infiziert waren und mehr als 2 Millionen Erwachsene ein oder mehrere Long-Covid-Symptome noch mindestens 12 Wochen nach der Erstinfektion hatten. Das sind ca. 6 % der britischen Bevölkerung.

Das International Scientific Council, ein Zusammenschluss von weltweit über 2000 wissenschaftlichen Organisationen, hat 2022 in seinem Bericht über die Folgen der Pandemie festgestellt, dass weltweit wahrscheinlich 53 Millionen Fälle von Depressionen und 76 Millionen Fälle von Angststörungen zusätzlich diagnostiziert wurden – zum Teil bedingt durch Maßnahmen wie Schulschließungen, Lockdowns und natürlich durch das Virus selbst. Darunter sind vermutlich auch viele Millionen Menschen, die an Long-Covid leiden.

In der Gesamtschau sieht man vor allem, dass nach milden Verläufen Long-Covid-Symptome vergleichsweise häufig bei Menschen in ihren 30er- und 40er-Jahren auftreten – also dann, wenn sie als Arbeitnehmer oft in der Blüte ihrer Karriere stehen. Eine im Januar 2022 von der Brookings Institution in den USA veröffentlichte Studie kam zu dem Ergebnis, dass 15 % der unbesetzten Stellen in den Vereinigten Staaten auf Long-Covid zurückzuführen sein könnten. Aus einer britischen Studie geht hervor, dass die Krankheit am häufigsten bei Frauen, bei in benachteiligten Gebieten lebenden Menschen und bei Personen auftritt, die in der Sozial-, Lehr- oder Gesundheitsfürsorge arbeiten. Letzteres scheint mir allerdings eher eine Frage der Aufmerksamkeit zu sein: Menschen, die in der Gesundheitsfürsorge arbeiten, können die eigenen Symptome eher Long-Covid zuordnen als Menschen aus anderen Professionen. In jedem Fall gilt, dass die Mehrheit der Langzeit-Erkrankten im erwerbsfähigen Alter und weiblich ist. Für Kinder ist die Wahrscheinlichkeit, an Long-Covid zu erkranken, etwa halbiert im Vergleich zur Gruppe der 25- bis 34-Jährigen. Doch das bedeutet immer noch, dass etwa 5 % der Kinder, die sich mit Covid-19 infizieren, an Long-Covid erkranken.

Erkenntnisse aus früheren Epidemien

Durch eine Reihe aktuell erschienener Artikel über Long-Covid gewinnt man den Eindruck, dass anhaltende Symptome, die Monate oder sogar länger bestehen, obwohl die akute Virusinfektion bereits erfolgreich vom Immunsystem niedergerungen wurde, ein ganz neues Krankheitsbild darstellen. Diese Annahme ist so nicht richtig, denn spätestens seit der Spanischen Grippe von 1918 bis 1920 weiß man, dass Postinfektionssyndrome auftreten. Die Mutter aller Pandemien war als »Long-Influenza« noch lange nach der eigentlichen Pandemie wirkmächtig. Sogar damals, in den 1920er-Jahren, war den Wissenschaftlern klar, dass diese Grippe lang anhaltende neurologische und andere Auswirkungen hatte. Die berüchtigtste und umstrittenste ist die Enzephalitis lethargica (EL) oder »Schläfrigkeitskrankheit«. 80 % der EL-Überlebenden entwickelten später Parkinson-ähnliche Symptome.

Die neurologischen Auswirkungen von zwei nachfolgenden Grippepandemien, 1957 und 1968, waren weniger ausgeprägt, aber auf beide folgte ein Anstieg der Fälle von Enzephalitis (Gehirnentzündung) und wahrscheinlich auch von Demenz-Erkrankungen, zu der die Alzheimer-Krankheit gehört. Allerdings gelang es auch hier den Forschern nicht, einen eindeutigen Kausalzusammenhang mit einer früheren Grippeinfektion nachzuweisen.

Heute weiß man von einer schweren Erkrankung, die hochkorreliert nach einer Infektion mit bestimmen Viren auftritt (vor allem nach Infektion mit Grippeviren und dem Epstein-Barr-Virus): die myalgische Enzephalitis, auch bekannt als chronisches Fatigue-Syndrom (ME/CFS, **M**yalgische **E**nzephalomyelitis/**C**hronisches **F**atigue-**S**yndrom). Dazu mehr in Kapitel 2 dieses Buches.

Es ist also keineswegs ungewöhnlich, dass eine Infektion noch Symptome auslöst, auch nachdem der eigentliche Infekt schon abgeklungen ist. Ian Hickie und Kollegen veröffentlichten bereits 2006 im *British Medical Journal* eine Studie mit über 200 Probanden (Männern wie Frauen), bei denen nachweislich eine meist virale Infektion diagnostiziert worden war. Sie ergab, dass selbst nach sechs Monaten 12 % der Studienteilnehmer lang anhaltende Symptome zeigten, darunter starke Müdigkeit/Schlappheit, Schmerzen des Bewegungsapparats, Stimmungsschwankungen oder Konzentrations-/Gedächtnisschwierigkeiten. Dieser Prozentsatz liegt auffallend nah an dem von Long-Covid.

Von Covid-19 zu Long-Covid

Wie bereits erwähnt, stehen die langfristigen Folgen einer Coronavirus-Infektion bislang nur bedingt im Blickpunkt des öffentlichen Interesses – wozu sicherlich beiträgt, dass die Terminologie mitunter verwirrend ist und es dadurch erschwert, einen Überblick zu gewinnen. Tabelle 1 (ab Seite 32) ist der Versuch, eine (vorläufige) Übersicht über die verwendeten Begrifflichkeiten zu Long-Covid zu geben.

Die etwas unübersichtliche Benennungssituation noch einmal kurz zusammengefasst: Bestehen mit einer SARS-CoV-2-Infektion assoziierte Symptome noch später als vier Wochen, wird dies mit dem Oberbegriff Long-Covid bezeichnet (in unterschiedlichen Schreibweisen, und manchmal findet man auch immer noch »**l**ong **c**ovid **s**yndrome«, LCS). Als Post Covid (vereinzelt findet man hier auch »**p**ost **c**ovid **s**yndrome«, PCS) hat die WHO im Oktober 2021 eine Unterform der Langzeitfolgen definiert, bei der anderweitige Symptome und erhöhte Krankheitsrisiken länger als drei Monate nach der SARS-CoV-2-Infektion bestehen und zu massiven Einschränkungen im Alltag führen. Während Long-Covid auch mild verlaufen sowie rasch und vollständig ausheilen kann, handelt es sich bei Post Covid laut WHO um eine langwierige und in der Regel komplexe Erkrankung, die die Lebensqualität erheblich und dauerhaft einschränken kann.

Da man die Spätfolgen einer Covid-19-Erkrankung nicht nur zeitlich (wie es die WHO macht) unterteilen kann, sondern auch nach der Art der Vorgeschichte der Patienten, kombiniert mit deren Vorerkrankungen und genetischem Profil, werde ich in diesem Buch bei Long-Covid als einheitlichem Sammelbegriff für eine in meinen Augen eigenständige Erkrankung bleiben.

Das Symptomspektrum von Long-Covid

Long-Covid kann sich mit einer Vielzahl körperlicher, kognitiver und psychischer Symptome über Monate manifestieren. Darunter finden sich sehr häufig Symptome, die mit dem Gehirn assoziiert sind: Fatigue (krankhafte Erschöpfung), Kurzatmigkeit, kognitive Einschränkungen sowie anhaltende Riech- und Geschmacksstörungen. Auch wird vermehrt von Seh- und Hörstörungen sowie motorischen Defiziten berichtet. Viele Patienten beschreiben die Symptome als eine Art »Gehirnnebel« *(brain fog)*, in den sie sich eingehüllt fühlen. Ausgesprochen häufig leiden sie auch Monate nach der akuten Covid-19-Erkrankung noch an Konzentrations- und Gedächtnisschwierigkeiten.

Zum weiteren Symptomspektrum von Long-Covid gehören – auch bei Kindern – Magen-Darm-Erkrankungen, Gelenk- und Muskelschmerzen, Hautausschläge oder Herzrasen. Wichtig, um Long-Covid zu verstehen, ist es zu berücksichtigen, dass sich bereits die akute Covid-19-Erkrankung von den meisten anderen Atemwegserkrankungen wie Grippe oder Erkältungen vor allem dadurch unterscheidet, dass sie viele Organe in unserem Körper betrifft, nicht nur die Lunge.

Was die Ursachen von Long-Covid angeht, sind zu einem erheblichen Teil die Patientenvorgeschichten von Bedeutung. Nach bisherigen Erkenntnissen sind im Wesentlichen zwei Patientengruppen zu unterscheiden:

- Ältere (>60 Jahre), überwiegend männliche Patienten mit Folgeerkrankungen nach schwerer, teilweise intensivpflichtiger Covid-19-Erkrankung.
- Jüngere (<60 Jahre), überwiegend weibliche Patienten (die doppelt so häufig betroffen sind wie Männer), die nach einem milden oder moderaten Covid-19-Verlauf ohne Krankenhausaufenthalt lang anhaltende Symptome entwickeln.

Bezeichnung	Entwickelt von:	Definition	Referenz (Webseiten für weitere Informationen, meist in englischer Sprache)
Long-COVID/Long Covid/long COVID	Patientengruppen	Kann im weitesten Sinne definiert werden als Anzeichen, Symptome und Folgeerscheinungen, die nach einer akuten Covid-19- oder SARS-CoV-2-Infektion über einen beliebigen Zeitraum anhalten oder sich entwickeln; sind in der Regel multisystemisch; können in Form eines schubartig wiederkehrenden Musters auftreten und sich im Laufe der Zeit verschlimmern, wobei auch Monate oder Jahre nach der Infektion schwere und lebensbedrohliche Symptome möglich sind.	https://www.sciencedirect.com/science/article/pii/S0277953620306456?via%3 Dihub
Lang anhaltende Symptome nach SARS-CoV-2 (persistent symptoms following SARS-CoV-2)	In der wissenschaftlichen Literatur verwendet	Anhaltende Anzeichen und Symptome, die nach akutem Covid-19 über einen beliebigen Zeitraum anhalten oder sich entwickeln.	https://www.sciencedirect.com/science/article/pii/S0163445321005557;
Zustand nach Covid-19 (Post-COVID-19 condition)	WHO	Vom Post-COVID-19-Zustand spricht man in der Regel drei Monate nach dem Ausbruch von COVID-19 mit anhaltenden Symptomen, die nicht durch eine andere Diagnose erklärt werden können; zu den häufigen Symptomen gehören Müdigkeit, Kurzatmigkeit und kognitive Funktionsstörungen, die sich auf die alltäglichen Abläufe auswirken; die Symptome können nach der anfänglichen Erholung von einer akuten COVID-19-Episode neu auftreten oder nach der ursprünglichen Erkrankung fortbestehen; sie können auch schwanken oder im Laufe der Zeit wieder auftreten; gilt auch für Kinder.	https://www.thelancet.com/journals/laninf/article/PIIS1473–3099(21)00703–9/fulltext
Lang andauernde Covid-19-Symptome (long-term effects of COVID-19)	NICE*	bestehende Symptome von Covid-19 über einen Zeitraum von 4 bis 12 Wochen	https://www.nice.org.uk/guidance/ng188/resources/covid19-rapid-guideline-managing-the-longterm-effects-of-covid19-pdf-51035515742

Post-COVID-19-Syndrom	NICE*	Anzeichen und Symptome, die sich während oder nach einer COVID-19-Infektion entwickeln, länger als 12 Wochen anhalten und nicht durch eine andere Diagnose erklärt werden können; in der Regel treten mehrere Symptome auf, die sich häufig überschneiden, im Laufe der Zeit schwanken und sich verändern und jedes Körpersystem betreffen können; das Post-COVID-19-Syndrom kann vor 12 Wochen in Betracht gezogen werden, während die Möglichkeit einer anderen Grunderkrankung ebenfalls geprüft wird.	https://www.nice.org.uk/guidance/ng188/resources/covid19-rapid-guideline-managing-the-longterm-effects-of-covid19-pdf-51035515742
Post-COVID-Zustand (post-COVID conditions)	US Centers for Disease Control and Prevention	Ein Überbegriff für das breite Spektrum an körperlichen und psychischen Folgen, die bei einigen Patienten vier oder mehr Wochen nach der SARS-CoV-2-Infektion auftreten, auch bei Patienten, die zunächst eine leichte oder asymptomatische akute Infektion hatten.	https://www.cdc.gov/coronavirus/2019-ncov/long-term-effects/index.html
Postakute Folgen einer SARS-CoV-2-Infektion (Post-acute sequelae of SARS-CoV-2 infection)	US National Institutes of Health	Anhaltende oder neue Symptome nach einer COVID-19-Infektion; die Definition wird auf der Grundlage vorhandener Daten, der medizinischen Fachliteratur und des Feedbacks von Patientenvertretern, Patienten und der wissenschaftlichen Gemeinschaft iterativ überarbeitet; aktualisierte Definitionen könnten zur Umsetzung einer Strategie zur Änderung einer tiefergehenden Phänotypisierung verwendet werden.	https://recovercovid.org/docs/RECOVER-Adult-Protocol_02–02–2022.pdf
*NICE = National Institute for Health and Care Excellence (UK)			

Tab. 1: Übersicht über die international gebräuchlichen Termini zu Long-Covid

In der Beurteilung der lang anhaltenden Symptome und bei der Ursachensuche sind diese Patientengruppen unterschiedlich zu betrachten. Die langfristigen Auswirkungen einer schweren Covid-19-Infektion mit einem Krankenhausaufenthalt sind zu einem erheblichen Teil vergleichbar mit den lang anhaltenden Symptomen nach anderen schweren Infektionen. So ist das **P**ost-**I**ntensivpflege-**S**yndrom (PICS, **p**ost-**i**ntensive **c**are **s**yndrome) oft mit extremer körperlicher und kognitiver Schwäche verbunden und kann zu einer posttraumatischen Belastungsstörung führen. Das erklärt auch, warum bei PICS die Prävalenz, also die Häufigkeit, von langfristigen Folgeerkrankungen wie Long-Covid bei fast 70 % liegt.

Während ältere Patienten, die aus Intensivstationen entlassen werden, in vielen Fällen unter den Folgen einer schwer geschädigten Lunge mit einer verminderten Sauerstoffversorgung und einem erhöhten Thromboserisiko leiden, stehen bei jüngeren Patientinnen mit meist mildem Verlauf bei Long-Covid vor allem eine Überreaktion des Immunsystems und Autoimmunerkrankungen im Mittelpunkt der Betrachtung. Diese Gruppe von Long-Covid-Betroffenen ist weit überraschender und wurde lange trotz ihrer anhaltenden, stark lebenseinschränkenden Symptome nicht ernst genommen, sowohl in der Forschung als auch in der medizinischen Behandlung.

Ob und wann die vielfältigen Symptome von Long-Covid sich bessern oder verschwinden, ist bislang nicht ausreichend untersucht. Viele Betroffene berichten, dass zwölf Wochen nach der eigentlichen Infektion die Symptome abklingen, andere klagen über Monate, einige seit mehr als zwei Jahren über anhaltende Beschwerden. Bei Kindern scheinen sich die Symptome in der Regel innerhalb von sechs Monaten zurückzubilden, unklarer ist die Situation bei Jugendlichen (12–17 Jahre).

Intermezzo: Auch Fußballprofis leiden unter Long-Covid

Paulo Dybala, damals Starstürmer bei Juventus Turin und argentinischer Nationalspieler, berichtete nach seiner Covid-19-Erkrankung im März 2020: »Nach fünf Minuten Bewegung musste ich aufhören, weil ich Probleme mit dem Atmen hatte.« Diese für Corona typische Erfahrung musste selbst ein Ausnahmesportler machen, der bei einem der führenden italienischen Fußballvereine spielt. Dybala hatte Glück, seine Atemprobleme klangen nach drei Monaten wieder ab, und durch die coronabedingte Spielpause der italienischen Liga bis Juni 2020 hatte er genug Zeit, um sich zu erholen.

Auch für andere Spitzensportler sind drei Monate gerade mal ausreichend für die vollständige Genesung. Das haben die Wirtschaftswissenschaftler Kai Fischer und W. Benedikt Schmal von der Heinrich-Heine-Universität in Düsseldorf sowie J. James Reade von der University of Reading festgestellt. Mit akribischer Detektivarbeit verfolgten sie die Entwicklung von mehr als 200 Profispielern nach Corona-Infektionen in der deutschen Bundesliga und der italienischen Serie A bis Juli 2021. Anschließend kombinierten sie dieses Corona-Register mit detaillierten Leistungskennzahlen wie zurückgelegte Laufstrecken, Spielminuten und gespielte Pässe. Diese Daten verglichen sie mit denen von zur gleichen Zeit nicht infizierten Spielern sowie mit den Leistungsdaten der infizierten Spieler selbst vor ihrer Covid-Erkrankung.

Wie sich herausstellte, waren selbst drei Monate nach der Infektion die gespielten Minuten je Spieler um 9 % zurückgegangen, die Zahl der gespielten Pässe um 6 %. Das Virus selbst war zwei Wochen nach der festgestellten Infektion bei keinem der Fußballer mehr nachweisbar – aber die Symptome von Long-Covid blieben noch für Wochen detektierbar. Ein ähnliches Muster ergab sich, als man einen Spielerwert-Score verwendete, der mehr als 40 Messwerte von spielerrelevanten Daten ermittelt: Noch 2 1/2 Monate nach einer Infektion sank die durch-

schnittliche Punktzahl um 0,14 Standardabweichungen. Das bedeutet, die mittlere Leistung der beobachteten Spielergruppe sank um 20 %.
Nach drei Monaten kehrten diese Werte bei den meisten Spielern wieder auf den Normalwert zurück. Die Chancen auf vollständige Genesung von Covid-19 stehen gut für Spitzensportler. Sie sind jung und fit und erhalten eine erstklassige medizinische Rundum-Versorgung. Doch die Tatsache, dass Long-Covid auch im Profifußball auftaucht und messbar ist, ist ein beunruhigendes Zeichen.

Zu einer anderen, etwas differenzierteren Einteilung von Patienten mit Long-Covid kommt einer der weltweit führenden Virusforscher, Prof. Avindra Nath von den National Institutes of Health (NIH) in den USA. Laut seiner Einschätzung sind drei Gruppen von Patienten in Bezug auf Long-Covid zu unterscheiden:

- Die erste Gruppe zeichnet sich durch eine »Bewegungsintoleranz« aus, d. h. die Patienten fühlen sich schon bei kleinen Aufgaben, die körperliche Aktivität erfordern, außer Atem und erschöpft.
- Die zweite Gruppe lässt sich durch kognitive Beschwerden in Form von »Hirnnebel« und Gedächtnis-/Konzentrationsproblemen charakterisieren.
- Die dritte Gruppe hat Probleme mit dem autonomen Nervensystem, einer Reihe von Nerven, die Funktionen wie Herzschlag, Atmung und Verdauung kontrollieren. Die Patienten dieser Gruppe leiden unter Symptomen wie Herzrasen und Schwindelgefühl.

Insgesamt sind bei der Einschätzung der Häufigkeit von Long-Covid methodische Aspekte der jeweiligen Studien zu berücksichtigen. Zum Beispiel gibt es Unterschiede, je nachdem welche Personengruppe nachbeobachtet wurde, wie die Infektion nachgewiesen wurde (PCR- oder Schnelltest), welche Symptome die Personen berichteten und ob die Studie eine Kontrollgruppe enthielt.

Bei der Interpretation von Studienergebnissen muss man außerdem bedenken, dass Long-Covid-Erkrankungen wochen- oder monatelang dauern können und aufgrund der Vielzahl der Symptome schwer zu definieren sind. Einigen Studien zufolge treten Long-Covid-Symptome bei bis zu 30 % der mit dem Virus infizierten Personen auf. Andere, wie eine im November durchgeführte Studie mit mehr als 4,5 Millionen Menschen, die in US-amerikanischen Krankenhäusern behandelt wurden, deuten darauf hin, dass die Zahl der Long-Covid-Patienten eher bei 7 % liegt. Aber auch hier gibt es, wie die Autoren schreiben, eine hohe Dunkelziffer. In der Gesamtschau der zur Verfügung stehenden Forschungsergebnisse aus verschiedenen Ländern gehe ich – und das tut auch die Mehrzahl der mit Long-Covid befassten Wissenschaftler – davon aus, dass ca. 10 % Long-Covid-Fälle über alle Infizierten hinweg zu erwarten sind – dies galt zumindest für die Virusvarianten bis Anfang 2022. Durch die Impfung und bei den Omikron-Virusvarianten könnte sich der Anteil auf 5 % reduzieren.

Aktuelle Ergebnisse (Stand 08/22) zeigen also, dass die in der ersten Hälfte des Jahres 2022 vorherrschende Omikron-Variante BA.4 wohl nur in 5 % der Fälle zu Long-Covid führt. Da die Variante aber deutlich infektiöser ist, infizieren sich trotzdem fast doppelt so viele Menschen, sodass die gesellschaftliche Long-Covid-Belastung in etwa gleich bleiben wird. Ob der gerade übernehmenden Variante BA.5 ähnliche Zahlen folgen werden, ist ungewiss, zumal die Covid-19-Verläufe mit dieser Variante bei ungeimpften Menschen einen etwas schwereren Verlauf nehmen als bei der BA.4-Omikron-Variante.

Jeder Zehnte aus der Gruppe der Infizierten scheint auf den ersten Blick nicht viel zu sein, zumal bei steigender Impfquote weltweit dann irgendwann nur noch jeder Zwanzigste betroffen sein könnte. Das Problem ist die absolute Zahl der Infizierten. Wenn dieses Buch erscheint, wird es weltweit über 600 Millionen nachgewiesene SARS-CoV-2-Infektionen gegeben haben. Die Dunkelziffer dürfte deutlich höher liegen: Die Zahl der tatsächlich Infizierten dürfte sich inzwischen einer Milliarde Menschen nähern. Weltweit, so wird geschätzt, könnten also etwa 55 bis 100 Millionen Menschen an Long-Covid leiden.

Komplizierend hinsichtlich der Diagnostik und der Behandlung kommt bei der Erhebung bzw. Schätzung der Daten noch hinzu, dass sich bei den Befragten viele Symptome mit denen anderer Erkrankungen überschneiden.

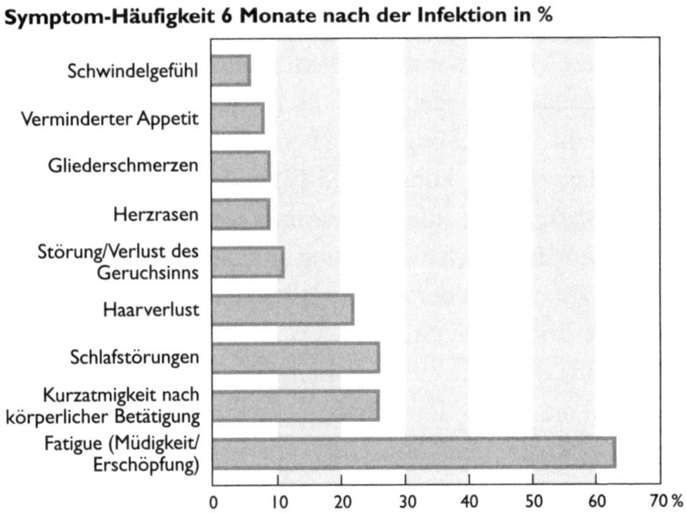

Abb. 3: Daten zu Symptomhäufigkeiten aus *Lancet*, erhoben an 1733 Long-Covid-Patienten, 2021. Mehrfachnennungen waren möglich, da oft mehrere Symptome gleichzeitig oder in wechselnder Folge bei denselben Patienten auftreten.

Die lang anhaltenden Symptome einer Covid-19-Erkrankung (s. Abbildung 3) und auch spätere Gesundheitsrisiken zeigen, dass mehrere Organe betroffen sein können. Zu den Multiorganwirkungen von Covid-19 gehören klinische Manifestationen im

Zusammenhang mit dem kardiovaskulären, pulmonalen, renalen und neuropsychiatrischen Organsystem:

Pulmonale Symptome (Lunge)

Wenig überraschend steht hier an erster Stelle die Lunge als betroffenes Organ. Sie wird von SARS-CoV-2 neben dem Nasen-Rachen-Raum am häufigsten befallen und verfügt über eine hohe Dichte von ACE2-Andockstellen für das Virus auf vielen Lungenepithelzellen.

Vor allem aber steht die Lunge bei Long-Covid im Mittelpunkt der Betrachtung, wenn ein schwerer Verlauf von Covid-19 mit einer Behandlung auf einer Intensivstation voranging. Hier ist bei monatelangen Beschwerden nach einem Krankenhausaufenthalt in vielen Fällen von einem Post-Intensivpflege-Syndrom (PICS) auszugehen, wie man es von vielen anderen Erkrankungen kennt, die zu einer Behandlung auf einer Intensivstation geführt haben. In solchen Fällen muss der Körper sich von der lebensbedrohlichen Situation erholen. Bei einer respiratorischen Infektion, von der bei schweren SARS-CoV-2-Verläufen auszugehen ist, können nach einer akuten Infektion auch die Schäden in der Lunge fortbestehen. Zum einen kann Narbengewebe entstehen, wenn Reparaturmaßnahmen im Lungenepithel, das die Lunge und ihren luftleitenden Apparat – also Kehlkopf, Luftröhre, Bronchien – auskleidet, erfolgen, um viral oder entzündlich befallenes Gewebe zu ersetzen. Das Narbengewebe ist weniger geeignet für den Sauerstoff-CO_2-Austausch und kann Verklebungen an den Endverzweigungen der Lungenbläschen hervorrufen. Die Folge kann eine langfristig verminderte Sauerstoffsättigung des Blutes sein, die Patienten in ihrer körperlichen und geistigen Leistungsfähigkeit einschränkt und zu einem Druckgefühl auf der Brust führen kann. Hinzu kommt, auch bei einem milden Verlauf ohne Narbenbildung in der Lunge, die Gefahr, dass die Kapillaren verklumpen, die den Sauerstoff aufnehmen, nachdem er das Lungengewebe passiert hat. Für die Verklumpungen sind insbesondere kleine Thromben von Blutzellen verantwortlich, die wohl vor allem durch eine massive immunologische Reaktion auf den Virusbefall entstehen. Als Therapie in der Diskussion ist Heparin, das die Thromben auflösen soll.

Die Lunge als betroffenes und verantwortliches Organ für Long-Covid scheint vor allem bei älteren Patienten mit schwerem Verlauf die entscheidende Rolle zu spielen, aber die Gefahr der Thrombenbildung besteht auch nach milden Verläufen bei jungen Menschen. Näheres dazu in Kapitel 3.

Neurologische und neuropsychiatrische Symptome (Gehirn)

Erstaunlicherweise sind die häufigsten Symptome von Long-Covid aber gar nicht mit der Lunge assoziiert, sondern mit dem Gehirn und dem autonomen Nervensystem. Dies gilt gleichermaßen für junge wie für alte Menschen. Zu den anhaltenden Symptomen können Müdigkeit, Myalgie, Kopfschmerzen, Dysautonomie und kognitive Beeinträchtigungen wie Konzentrationsschwierigkeiten und Gedächtnisprobleme (»Gehirnnebel«), Angstzustände, Depressionen und Schlafstörungen gehören. Näheres dazu in Kapitel 2.

Hämatologische Auswirkungen (Blutgefäße)

Ein großes Risiko für junge wie ältere Covid-19-Patienten besteht darin, dass sich ihre Blutgefäße entzünden können. Gepaart mit Immunreaktionen, können dadurch die Blutplättchen verklumpen, und es besteht ein erhöhtes Thromboserisiko. Dieser durch die Infektion mit SARS-CoV-2 induzierte hyperentzündliche Zustand kann noch Wochen und Monate nach einer Infektion fortdauern. Näheres dazu in Kapitel 3.

Kardiovaskuläre Symptome (Herz-Kreislauf)

Als anhaltende Symptome von Long-Covid werden auch häufig Herzklopfen, Dyspnoe (Atemnot) und Brustschmerzen genannt. Als langfristige Folgeerscheinungen können eine erhöhte kardiometabolische Herz-Kreislauf-Belastung, Myokardfibrose oder -vernarbung, Herzrhythmusstörungen, Tachykardie und eine autonome Dysfunktion auftreten.

Kardiologen wissen seit Langem, dass Infektionen der Atemwege – wie die Grippe oder bestimmte Arten von Coronaviren – Herzerkrankungen auslösen können. Die Infektionen verursachen Entzündungen, die bei Herz-Kreislauf-Problemen eine wichtige Rolle spielen. Bereits 2004, während des Ausbruchs der Vogelgrippe in Asien, gab es – etwa in Hongkong – Überlegungen, kardiovaskuläre Aspekte in Pandemievorbereitungsplänen zu berücksichtigen.

Mehr als zwei Jahre nach Ausbruch der Covid-19-Pandemie wird deutlich, dass die kardiovaskulären Auswirkungen von SARS-CoV-2 nicht auf Menschen beschränkt sind, die eine schwere Covid-Erkrankung hatten. Auch eine leichte Erkrankung birgt noch ein Jahr nach der Infektion ein höheres Risiko für Herzprobleme in sich, so das Ergebnis einer der größten Studien zur Bewertung der langfristigen kardiovaskulären Folgen von Covid-19. Die Studie wurde im Februar in *Nature Medicine* veröffentlicht. Dr. Al-Aly und Kollegen haben die Zahlen zu Herz- und anderen kardiovaskulären Problemen im ersten Jahr nach der Infektion bei 153 760 Covid-Patienten aus den nationalen Gesundheitsdatenbanken ausgewertet. Die Forscher verglichen diese Patienten mit zwei Kontrollgruppen: einer Kohorte, die nie infiziert wurde, und einer Kontrollgruppe aus der Zeit vor der Pandemie.

Insgesamt war das Risiko einer Herzkomplikation im Laufe eines Jahres bei den Covid-Patienten um 63 % höher als in der Pandemie-Kontrollgruppe. Am Ende eines Jahres gab es 45 zusätzliche kardiovaskuläre Ereignisse wie Schlaganfall oder Herzversagen pro tausend Personen unter denjenigen, die positiv auf

Covid getestet worden waren. Der Vergleich mit früher erhobenen Daten zeigte ähnliche Ergebnisse: Das Risiko für kardiovaskuläre Probleme war in der Gruppe, die Covid gehabt hatte, um 58 % höher als in der präpandemischen Kontrollgruppe.

Als die Forscher speziell Menschen mit leichtem Covid-Verlauf untersuchten, stellten sie fest, dass auch diese Gruppe ein um 39 % höheres Risiko für die Entwicklung von Herzproblemen hatte als die Kontrollgruppe, d. h. 28 zusätzliche kardiovaskuläre Probleme pro tausend Menschen in 12 Monaten.

Das ist ein deutlich geringeres Risiko als bei Covid-Patienten, die im Krankenhaus, wenn nicht gar auf der Intensivstation behandelt worden waren. Dennoch ist das erhöhte Risiko nicht trivial. Im Vergleich zu Nichtinfizierten hatten Patienten mit einer leichten Erkrankung ein mehr als dreimal so hohes Risiko für eine Myokarditis, eine Entzündung des Herzmuskels, und ein doppelt so hohes Risiko für eine Lungenembolie, ein Blutgerinnsel, das in einer Lungenarterie landet und den Blutfluss blockiert.

Eine wesentlich kleinere Studie ergab ebenfalls, dass Covid-Patienten, auch asymptomatische, sechs Monate nach der Infektion ein erhöhtes Risiko für kardiovaskuläre Probleme hatten.

Renal assoziierte Symptome (Nieren)

Auch die Nieren besitzen ACE2-Rezeptoren, da sie an der Blutdruckregulation beteiligt sind. Entsprechend können nicht nur die Nieren mit SARS-CoV-2 infiziert werden, sondern die Nierenfunktion kann auch Monate nach der Infektion noch eingeschränkt sein, dies betrifft die Filtrationsrate und eine über die Niere verursachte Störung der Blutdruckregulation.

Endokrinologische Symptome (Hormonregulation)

Zu den endokrinen Folgeerscheinungen von Covid-19 können eine Neuentstehung oder verschlechterte Kontrolle von Diabetes mellitus, eine subakute Schilddrüsenentzündung und die Demineralisierung der Knochen gehören. Zur Risikogruppe gehören vor allem Patienten mit neu diagnostiziertem Diabetes, bei denen keine traditionellen Risikofaktoren für Typ-2-Diabetes, Verdacht auf Hypothalamus- und Hypothalamus-Hypophysen-Nebennieren-Achse-Suppression oder Hyperthyreose bestehen.

Gastrointestinale Symptome (Magen-Darm-Trakt)

Long-Covid kann durch eine dauerhafte Veränderung des Darmmikrobioms begründet sein, einschließlich der Anreicherung von opportunistischen Organismen und der Verarmung von nützlichen Bakterien und Pilzen. Es gibt stichhaltige Belege, dass Partikel des Virus oder nicht replizierende vollständige Viren noch für Monate im Darm nachweisbar sind, was eine lang anhaltende immunologische Reaktion auf diese Virenbestandteile nach sich ziehen könnte. Warum das Virus oder Bestandteile davon noch so lange im Darm vorhanden sein können, ist nicht geklärt und gehört zu den vielen zu erforschenden Mysterien der Covid-19-Erkrankung bzw. des SARS-CoV-2-Virus.

Long-Covid bei Kindern

Covid-19 kann sich also zu einer chronischen, in manchen Fällen sogar behindernden Erkrankung für viele Jahre entwickeln, bei einigen Menschen möglicherweise sogar für den Rest ihres Lebens – und das gilt auch für sehr junge Menschen. Eine Befragung italienischer Eltern ergab, dass die Hälfte von ihnen bei ihren Kindern vier bis zwölf Wochen nach überstandener Infektion noch Symptome beobachtete. All das spricht dafür, dass

Kinder, vor allem aber Jugendliche von 12 bis 17 Jahren ebenso von Long-Covid betroffen sind wie Erwachsene.

Insgesamt ist es gerade bei Kindern schwierig, die langfristigen mit einer SARS-CoV-2-Infektion verbundenen Symptome von Nachwirkungen zu unterscheiden, die mit den Umständen der Pandemie verbunden sind. Vermehrt auftretende Angsterkrankungen und Depressionen beispielsweise können mit beidem in Verbindung stehen.

Zwar bleiben die meisten Kinder von schweren akuten Covid-19-Verläufen verschont, doch bei ihnen kann in seltenen Fällen Wochen nach der Infektion eine heftige Entzündungsreaktion auftreten: PIMS ähnelt dem bereits seit Längerem bekannten Kawasaki-Syndrom. Es ist eine Form von Long-Covid, in diesem Fall bei Kindern.

■ Das **Paediatric Inflammatory Multisystem Syndrome temporally associated with SARS-CoV-2 (PIMS-TS)** wird von den Centers for Disease Control and Prevention (CDC, Atlanta, USA) als »Multisystem Inflammatory Syndrome in Children associated with COVID-19« (MIS-C) bezeichnet. Im deutschen Sprachraum wird meist nur von PIMS gesprochen.

Wenn man nur die infizierten Kinder berücksichtigt, so scheint die Häufigkeit bei ca. 1:3000 zu liegen, in Dänemark wurden Zahlen von 1:4000 ermittelt. PIMS tritt nur extrem selten bei geimpften Kindern auf. In Deutschland sind lediglich 23 Fälle nach Impfung gemeldet, bei fast sechs Millionen geimpften Kindern (5–17 Jahre alt), im Vergleich zu geschätzten 1500 Fällen von ungeimpften Kindern, die PIMS durchlitten haben.

Weil PIMS erst vier bis sechs Wochen nach einer Corona-Infektion auftritt und diese bei Kindern unbemerkt verlaufen kann, ist es manchmal schwierig, PIMS sofort zu erkennen. Zu den markanten Symptomen gehört ausgeprägtes Fieber über mehr als vier Tage, was bei Kindern bei normalen Infekten selten ist. Ein anderes Symptom, das oft mit dem Fieber einhergeht, sind Bauchschmerzen, bei mehr als 90 Prozent aller PIMS-Fälle vorkommen, zum Teil mit Erbrechen und Durchfällen. Auch ungewöhnlich für Kinder und ein Warnhinweis, dass man auf PIMS testen sollte, sind Unregelmäßigkeiten im Herz-Kreislauf-System – dazu gehören ein sehr niedriger Blutdruck und/oder eine verminderte Belastbarkeit aufgrund einer eingeschränkten Herzfunktion. Von PIMS betroffene Kinder sind schon nach kurzer körperlicher Anstrengung erschöpft. Auch Haut- und Bindehautbeschwerden können auftreten, vor allem Ausschläge am ganzen Körper. Andere Warnzeichen sind Luftnot, Husten, Gelenkschmerzen, geschwollene Lymphknoten sowie Kopf- und Nackenschmerzen. Das Gesamtbild der Symptome ist bei PIMS besorgniserregend und führt oft zu einer Krankenhauseinweisung.

Mittlerweile ist klar, dass es sich bei PIMS um eine überschießende Reaktion des Immunsystems handelt, das erst das Virus angreift und Wochen später körpereigene Strukturen. Bei Kindern, die an PIMS erkranken, klingen die wichtigsten Symptome in der Regel innerhalb von sechs Monaten wieder ab, doch einige, wie Muskelschwäche und emotionale Schwierigkeiten, können laut einer neuen, kleineren Studie auch über diesen Zeitraum hinaus fortbestehen.

Eine Studie aus *Lancet Child and Adolescent Health* war 2021 die erste detaillierte Untersuchung des Gesundheitszustands von Kindern, sechs Monate, nachdem sie mit PIMS ins Krankenhaus eingeliefert wurden. Eine wichtige Frage war, ob Kinder mit PIMS bleibende Organschäden oder andere Gesundheitsprobleme davontragen. Die Studie mit 46 Kindern unter 18 Jahren, die wegen PIMS in ein Londoner Krankenhaus eingeliefert worden waren, deutet darauf hin, dass viele der schwerwiegendsten Probleme sich innerhalb von sechs Monaten zurückbilden. Allerdings waren viele der eingelieferten Kinder zum Zeitpunkt der Krankenhauseinweisung schwer krank gewesen. Alle hatten eine systemische Entzündung mit Symptomen, die mehrere Organsysteme betrafen, etwa das Herz, die Nieren oder das Kreislaufsystem. 45 Kinder hatten gastrointestinale Symptome, 24 Kinder neurologische Auffälligkeiten wie Verwirrung, Gedächtnisprobleme, Halluzinationen, Kopfschmerzen oder Probleme mit dem Gleichgewicht oder der Muskelkontrolle. 16 Kinder mussten an ein Beatmungsgerät angeschlossen werden, 22 benötigten Medikamente, um die Pumpleistung des Herzens zu steigern, und 40 wurden mit Immuntherapien wie intravenösem Immunglobulin behandelt. Überlebt haben alle.

Sechs Monate nach der Entlassung aus dem Krankenhaus hatte nur noch eins der in der Studie untersuchten Kinder eine systemische Entzündung, weitere zwei Kinder wiesen Herzanomalien auf, und sechs Kinder hatten Magen-Darm-Symptome. 18 der Kinder litten unter Muskelschwäche und Müdigkeit und gehörten beim Sechs-Minuten-Gehtest, einem Standardtest für Ausdauer und aerobe Kapazität, zu den untersten drei Prozent ihres Alters und Geschlechts. 15 Kinder litten unter emotionalen Schwierigkeiten wie Angstzuständen oder schweren Stimmungsschwankungen, wie aus Fragebögen hervorgeht, die entweder von den Eltern oder den Kindern selbst beantwortet wurden. Bis auf ein Kind konnten alle die Schule wieder besuchen. Die Tatsache, dass einige der Kinder immer noch Probleme mit Muskelschwäche und Ausdauer hatten, lieferte wichtige Erkenntnisse, da solche Probleme möglicherweise eine andere Art der Betreuung erfordern, einschließlich Rehabilitationsmaßnahmen nach dem Krankenhausaufenthalt.

In den Vereinigten Staaten waren allein bis zum Mai 2022 8210 junge Menschen im Alter von 20 Jahren und jünger an PIMS erkrankt, 68 sind daran gestorben, so die Daten der Centers for Disease Control and Prevention (Stand 02.05.2022). In einer groß angelegten Studie über die Langzeitfolgen wurden bereits 600 Kinder aufgenommen, die fünf Jahre lang beobachtet werden sollen.

Behandelt wird PIMS meist mit Medikamenten, die das Immunsystem dämpfen, dazu gehören Cortison und Immunglobuline. Inzwischen sind viele Ärztinnen und Ärzte so sensibilisiert, dass sie das Syndrom früh erkennen und schnell reagieren, sodass die meisten Kinder nicht auf die Intensivstation müssen. Die Erkrankung bleibt ernst, ist aber selten und sehr gut behandelbar.

Einen wirksamen Schutz vor PIMS bietet die Impfung. Die hohe Zahl von Fällen in Schulen ist ein weiterer, aber wichtiger Grund für eine möglichst hohe Impfquote in der Bevölkerung, um das Infektionsgeschehen insgesamt so niedrig wie möglich zu halten. Geimpfte Personen, vor allem wenn sie drei Impfungen erhalten haben, sind zwar nicht immun gegen Durchbruchinfektionen, aber das Risiko ist mindestens halbiert, und das Risiko, das Virus weiterzugeben, reduziert sich um weitere 50 %, da die Infektion bei Geimpften kürzere Zeit anhält und die Viruslast niedriger ist.

Mögliche Impfnebenwirkung: Post-Vac-Syndrom

Wenn Long-Covid eine überschießende, vielleicht auch fehlgeleitete Reaktion des Immunsystems ist, wäre es auch denkbar, dass es nach einer Impfung auftritt, bei der Virusbestandteile verwendet werden. Der Impfstoff enthält statt aller Viruskomponenten – die in ihrer Gesamtheit, was die Autoimmunität angeht, zum Problem werden könnten – nur die Bauanleitung für *ein* Protein (das Spike-Protein). Diese Tatsache und dass die Immunreaktion auf eine Impfung im statistischen Mittel weniger stark ausgeprägt ist als bei einer Infektion, spricht dagegen, dass nach einer Impfung Long-Covid-Symptome auftreten.

Tatsächlich zeigen auch die beim Paul-Ehrlich-Institut (PEI) gemeldeten Fälle, dass lang anhaltende Symptome nach einer Impfung zwar extrem selten sind, aber sie *können* auftreten. Geschätzt wird, dass vom Post-Vac-Syndrom 0,02 % aller geimpften

Menschen betroffen sind, im Vergleich zu 10 % Long-Covid-Betroffenen nach einer Infektion. Das Risiko von länger andauernden Symptomen ist also nach einer Impfung um den Faktor 500 niedriger, als wenn man von einer realen Infektion betroffen wäre.

Die Ursachen dieser als Post-Vac-Syndrom bezeichneten Form von Long-Covid sind unklar, eventuell löst die Impfung eine Reaktivierung des Epstein-Barr-Virus oder anderer Viren aus, wie die Leiterin der Long-Covid-Ambulanz an der Charité, Prof. Carmen Scheibenbogen, vermutet.

Entscheidend ist, dass das Post-Vac-Syndrom um Größenordnungen seltener auftritt als Long-Covid nach einer echten Infektion und damit kein rationaler Grund gegen eine Impfung ist. Aber zur Aufklärung gehört es, über diese seltenen Impfnebenwirkungen zu berichten und herauszufinden, ob es spezielle Risikoindikationen für Patienten und Patientinnen mit bestimmten Vorerkrankungen oder genetischen Veranlagungen gibt.

Anlaufstellen für Information und Behandlung von Post-Vac-Fällen gibt es am Universitätsklinikum Marburg. Für neurologische Fälle kann man sich an die Post-Covid-19-Sprechstunde an der Klinik für Neurologie, Charité Universitätsmedizin Berlin, wenden.

SARS-CoV-2 in unserer Gesellschaft

Anfangs galt das Augenmerk von Wissenschaft, Politik und Medien der akuten Infektion, die zwar für 5–8 % der ungeimpften Infizierten lebensgefährlich ist, von der die meisten Infizierten aber schnell und unversehrt wieder genesen. Bei Letzteren sei das Immunsystem lediglich um eine weitere Virenart aktualisiert, so nahm man an.

Doch die Realität sieht, wie wir heute wissen, schlechter und komplizierter aus, denn je länger die Pandemie dauert, desto augenscheinlicher wird, dass Covid-19 nicht nur eine akute Erkrankung ist. Nach über zwei Jahren zieht die Pandemie einen Schweif von weltweit vielen Millionen Long-Covid-Patienten hinter sich her.

Dass grundsätzlich dringender Forschungs- und Handlungsbedarf besteht, ist keine Frage, denn die Konsequenzen einer Long-Covid-Erkrankung sind massiv und messbar, wie eine vom Juni 2022 stammende Analyse der Techniker Krankenkasse (TK) zeigt: Long-Covid-Betroffene, die zuvor einen leichten akuten Verlauf gehabt hatten, waren danach 2021 durchschnittlich 90 Tage krankgeschrieben. Zum Vergleich: Im Schnitt war jede TK-versicherte Erwerbsperson im letzten Jahr weniger als 15 Tage arbeitsunfähig gemeldet. Long-Covid-Betroffene, die mit Covid-19 mehr als sieben Tage im Krankenhaus lagen, waren im darauf folgenden Jahr im Schnitt 168 Tage krankgeschrieben. Bei den Betroffenen, die im Krankenhaus beatmet werden mussten, waren es sogar durchschnittlich 190 Tage. Insgesamt kam die TK nach eigenen Berechnungen auf 1,3 Millionen Fehltage durch Long-Covid. Die Analysten gehen davon aus, dass die Dunkelziffer um ein Vielfaches höher ist.

Ganz abgesehen von der dringenden Notwendigkeit akuter Therapieansätze, ist es höchste Zeit zu fragen, ob sich unsere Einstellung zu chronischen Erkrankungen nicht ändern müsste. Denn es gilt – politisch, gesellschaftlich und in Bezug auf die klinischen Einrichtungen – zu begreifen, dass der Körper vonCovid-19-Patienten über einen langen Zeitraum – oder sogar dauerhaft – durch eine Infektionskrankheit verändert wird. Wir werden akzeptieren müssen, dass der betroffene Mensch nicht mehr derselbe sein wird. Und wir sind gefordert, in Forschung, Therapien und in der Arbeitswelt die notwendigen Anpassungen vorzunehmen.

Noch immer müssen Menschen, die an Long-Covid erkrankt sind, darum kämpfen, als genau das anerkannt zu werden, was sie sind: Patienten, die eine Krankheit mit multiplen Symptomen und anderen Auswirkungen haben, die behandelt, die erforscht werden müssen und denen man offen ohne Vorurteile begegnen muss. Politik und Wirtschaft, aber auch wir alle als Gesellschaft können durch ein entsprechendes Handeln und durch Vermeidung von Vorurteilen dazu beitragen.

»Zeigen will ich, dass Krankheit keine Metapher ist und die ehrlichste Weise, sich mit ihr auseinanderzusetzen – und die gesündeste Weise, krank zu sein –, darin besteht, sich so weit wie möglich von metaphorischem Denken zu lösen, ihm größtmöglichen Widerstand entgegenzusetzen.«

Susan Sontag, Krankheit als Metapher (1978)

Dass dies bisher – nicht nur aus Sicht der Patienten selbst – in nicht ausreichendem Maß geschieht, überrascht etwas. Langfristige Folgen einer Virusinfektion und die damit verbundene starke Immunreaktion sind nicht neu. In meiner Arbeitsgruppe konnten wir schon 2018 zeigen, dass dies ebenso für Subtypen von Grippeviren gilt. Und auch frühere Epidemien mit Coronaviren, allen voran SARS-CoV und MERS-CoV, hinterließen bei infizierten Personen signifikant häufig lang anhaltende Symptome, zu denen starke Müdigkeit (Fatigue), Kurzatmigkeit und Gedächtnisprobleme gehören, ebenso wie eine generell verminderte Leistungsfähigkeit und Lebensqualität. Wie sehr chronisch erkrankte Patienten zu einer erheblichen Belastung der lokalen Gesundheitssysteme beitragen, haben 2003 und 2013 aufgrund von SARS-CoV- und MERS-CoV-Infektionen bereits gezeigt.

Kapitel 2: Neurologische Manifestationen von Long-Covid

»Meine Symptome hängen alle irgendwie miteinander zusammen. Eindeutig, mein schlimmstes Syndrom-Cluster ist neuropsychiatrischer Natur, vor allem gleichzeitig auftretende Kopfschmerzen, Schwindel, Schlaflosigkeit und Angst, zusammen mit einer Art Gehirnnebel.«

Anonyme/r Patient/in, der Post-Covid Clinic, Oxford,
The Long Covid Self-Help Guide, S. 9

Von den fünf am häufigsten genannten mit Long-Covid assoziierten Symptomen betreffen vier Funktionen, die wir dem Gehirn zuschreiben: Fatigue, Gedächtnisprobleme, Konzentrationsschwierigkeiten und Geruchs-/Geschmackseinschränkungen. Deshalb werde ich in diesem Kapitel zunächst auf diese beunruhigenden und schwer zu greifenden Symptome eingehen.

Denkleistung und Gehirne schrumpfen

Eine Covid-19-Erkrankung kann das Gehirn in seiner Leistungsfähigkeit vorübergehend ähnlich beeinträchtigen, als sei es plötzlich um 20 Jahre gealtert. Das zeigt eine große britische Studie unter Leitung von David Menon, Professor an der Universität Cambridge, 2022. Der Effekt hält viele Monate an und umschreibt den Umstand, dass eine Covid-19-Erkrankung die kognitive Leistungsfähigkeit erheblich mindern kann – ob dies nur Monate dauert oder ein bleibender Effekt werden kann, ist im Moment noch nicht geklärt, für solch langfristige Untersuchungen ist die Pandemie noch zu jung.

Die immense Gehirnalterung (also der Verlust an kognitiver Leistungsfähigkeit) geht meist, aber nicht immer, mit einem schweren Krankheitsverlauf einher und ist auch mindestens zehn Monate nach der Infektion noch messbar. Schauen wir uns die Details der Studie an: Die kognitiven Tests wurden mithilfe des »Great British Intelligence Test« der BBC durchgeführt. Das hatte den Vorteil, dass man die Ergebnisse mit denen von 460 Kontrollpersonen vergleichen konnte, die an einer BBC-Challenge teilgenommen und keine Covid-19-Infektion durchgemacht hatten – so ließ sich wissenschaftlich valide die Leistungsfähigkeit des Gehirns im Vergleich zur gleichen Alterskohorte ermitteln. Für jeden Patienten wurden zehn Kontrollpersonen anhand von Merkmalen wie Alter, Geschlecht, Bildung und erster Sprache ausgewählt.

Die Ergebnisse des »Intelligence Test« zeigen mit hoher Signifikanz, dass diejenigen, die an Covid-19 erkrankt waren und deshalb in ein Krankenhaus eingeliefert worden waren, gegenüber ihrer Altersvergleichsgruppe kognitiv um 20 Jahre gealtert waren. Wer 50 Jahre alt war, rutschte also, was die kognitive Leistungsfähigkeit anging, in die Gruppe der 70-Jährigen. Festgestellt wurde unter anderem eine Verlangsamung der Verarbeitungsgeschwindigkeit im Gehirn – im Übrigen genau das, was auch viele jüngere Long-Covid-Betroffene berichten, die einen milden akuten Verlauf hatten. In dieser Studie wurden keine Long-Covid-Fälle von jungen Patienten untersucht, aber andere Forschungsarbeiten deuten darauf hin, dass selbst bei milden Verläufen in etwa 10 % der Fälle kognitive Defizite noch Monate nach der eigentlichen Infektion feststellbar sind. Langfristige Auswirkungen von Covid-19 auf die kognitive und intellektuelle Leistungsfähigkeit des Gehirns können sich also sowohl bei schweren als auch milden Verläufen zeigen.

Die Patienten selbst schildern ihre Symptome sehr häufig als eine Art »Gehirnnebel«. Sie beschreiben ein Gefühl der Benommenheit im Kopf, vergleichbar mit dem Zustand nach übermäßigem Alkoholgenuss. Man könne sich nicht mehr klar konzentrieren und alles um einen herum wirke irgendwie verlangsamt. Manche Menschen sprechen auch von einem Gefühl, als habe man Watte im Kopf, andere empfinden dort ein starkes Druckgefühl. Die Betroffenen konstatieren eine generelle Verlangsamung des Denkens und allgemeine kognitive Einschränkungen. Das Phänomen ist schon länger bekannt; bereits 1817 wurde es als »Verdunklung des Bewusstseins« beschrieben. Inzwischen hat sich der Begriff »Gehirnnebel«, der von Long-Covid-Selbsthilfegruppen geprägt wurde, aufgrund seiner Anschaulichkeit auch in der wissenschaftlichen Literatur durchgesetzt.

Die Frage, die sich anfangs stellte, war allerdings, ob sich diese in Selbstberichten geäußerten Symptome und die gemessenen kognitiven Effekte auch als physische Veränderungen im Gehirn beobachten lassen, also ob die von den Patientinnen und Patienten beschriebenen Symptome eine organische Grundlage haben. Genaue Kenntnisse darüber, wie das Gehirn durch die SARS-CoV-2-Infektion verändert wird, würden enorm helfen, die gehirnassoziierten Long-Covid-Symptome zu verstehen (s. Abb. 4).

Tatsächlich belegen bildgebende Verfahren am menschlichen Gehirn und tierexperimentelle Studien, dass es lang anhaltende Gehirnveränderungen nach einer SARS-CoV-2-Infektion gibt, die die obigen Ergebnisse und die gehirnassoziierten Symptome von Long-Covid erklären. Allerdings ist es nicht trivial, von Covid-19 verursachte Gehirnveränderungen zu ermitteln, man braucht groß angelegte Studien mit Hunderten von Probanden und zweierlei Kontrollen – zum einen eine Kontrollgruppe von Nichtinfizierten, zum anderen serielle Aufnahmen derselben Gehirne vor und während der Pandemie, schon allein um altersassoziierte Gehirnveränderungen kontrollieren zu können.

Als ideal für eine solche Untersuchung erwies sich die britische »Biobank«-Studie. Hinter dem Namen versteckt sich eine groß angelegte biomedizinische Datenerhebung und For-

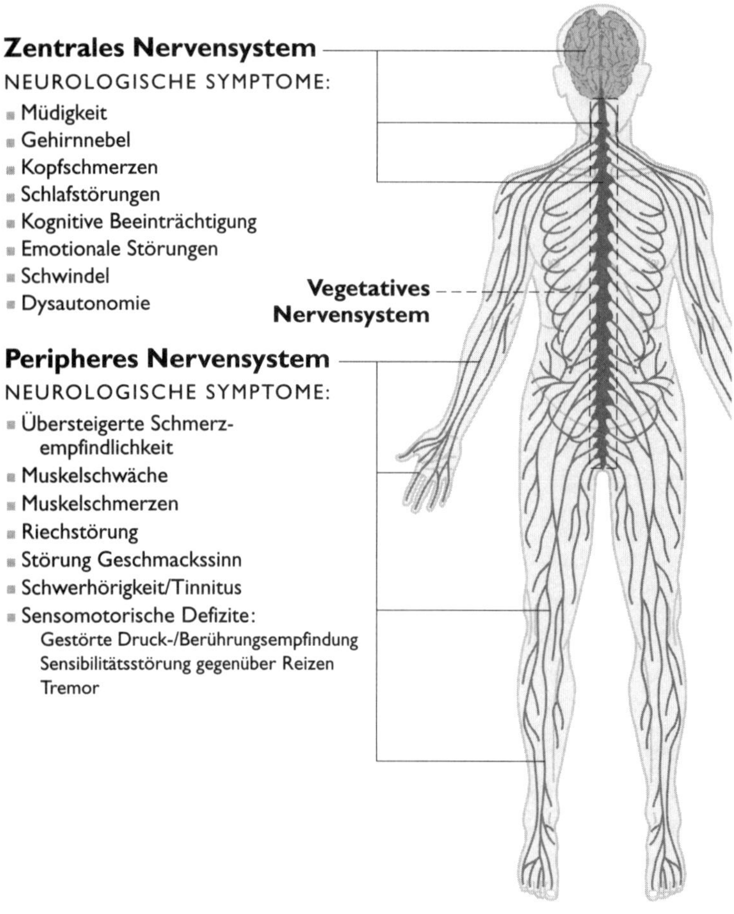

Abb. 4: Long-Covid-Symptome hinsichtlich ihrer Ursachen dem Gehirn oder dem peripheren Nervensystem zugeordnet

schungsressource, die genetische und gesundheitsbezogene Informationen von etwa einer halben Million Menschen sammelt und für Forschungszwecke anonymisiert zur Verfügung stellt (www.ukbiobank.ac.uk). Geplant ist, dass sich 100 000 Teilnehmer dieser Studie auch einer Untersuchung des Gehirns mithilfe der Magnetresonanztomografie (MRT) unterziehen. Glücklicherweise wurden Gehirne Tausender von Probanden bereits vor Beginn der Pandemie vermessen, diese Daten lagen also vor. Die beteiligten Wissenschaftler waren kurz nach Beginn der Pandemie reaktionsschnell und haben 785 Probanden noch mal zum MRT-Test gebeten, um eine identische zweite Untersuchung durchzuführen, diesmal unter Pandemiebedingungen. Die untersuchten Personen waren zwischen 51 und 81 Jahren alt. 401 von ihnen waren zwischen den beiden Messungen positiv auf Covid-19 getestet worden; die übrigen 384 nicht – eine Kontrollgruppe war also vorhanden. Die Varianten, mit denen sich die einzelnen Personen infiziert hatten, waren nicht bekannt, aber die Scans wurden alle vor dem Auftreten der Omikron-Variante durchgeführt. Die britischen Neurologen um Gwenaëlle Douaud von der Oxford University untersuchten die Daten und verglichen die Gehirnbilder vor und nach der Pandemie, um die Auswirkungen der Infektion von denen zu unterscheiden, die durch vorbestehende Erkrankungen verursacht wurden.

Die methodischen Details nenne ich hier, da es entscheidend für die Qualität solcher Untersuchungen ist, dass der Standard in der Beschaffenheit der Gehirnbilder, aber auch in der Wahl der Kontroll- und Vergleichsgruppe hoch ist. Nur dann können zum einen mögliche subtile Gehirnveränderungen aufgespürt werden. Zum anderen stellt man so sicher, dass Veränderungen, die gefunden werden, auch wirklich Auswirkungen der Infektion und damit statistisch belastbar, also signifikant sind. Von entscheidender Bedeutung ist darüber hinaus, dass die MRT-Scans der Gehirne in der britischen Biobank-Studie einheitlich erfasst, gut kalibriert und von hoher Qualität sind. Jede einzelne Untersuchung umfasst sechs Arten von Scans, die jeweils unterschiedliche Merkmale der Gehirnstruktur und -funktion erkennen können. Eine automatische Verarbeitungssoftware extrahierte aus den Gehirnaufnahmen spezifische Merkmale, die als bildgebende Phänotypen (**i**maging-**d**erived **p**henotypes, IDPs) bezeichnet werden. Jeder IDP vermittelt unterschiedliche Informationen, z. B. das Volumen, die mikrostrukturellen Gewebeeigenschaften verschiedener Hirnstrukturen oder die Stärke der neuronalen Konnektivität zwischen zwei Gehirnregionen. Für jede Person werden aus jeder MRT-Sitzung mehr als 2000 IDP-Merkmale erstellt. Darüber hinaus entwickelten Douaud und Kollegen eine Reihe von IDPs, um die Hypothese zu testen, dass die an Geschmack und Geruch beteiligten Hirnregionen verändert sein könnten, dies vor allem vor dem Hintergrund, dass Geruchsverlust eines der häufigsten Symptome einer SARS-CoV-2-Infektion ist.

Diese methodischen Bemühungen haben sich nun für Long-Covid-Patienten ausgezahlt, denn die Gehirnbilder zeigten signifikante Unterschiede zwischen den Personen, die positiv auf SARS-CoV-2 getestet worden waren (die Fallgruppe), und denen, die nicht positiv getestet worden waren (die Kontrollgruppe). So wiesen die Personen in der Fallgruppe im Vergleich zur Kontrollgruppe eine Abnahme der Dicke und des Gewebekontrasts in einigen Bereichen der Hirnrinde auf (s. Abb. 5). Die Grafik zeigt auch, dass nur bei der Kontrollgruppe die Cortex-Dicke ab dem 70. Lebensjahr zunimmt. Diese gilt nur für den orbitofrontalen Cortex, andere Hirnregionen verkleinern sich mit dem Alter kontinuierlich – bei der Fallgruppe stärker als bei den Kontrollen. Solche Veränderungen sind Belege für eine Verschlechterung des Gesundheitszustands des Gehirns, vor allem der neuronalen Dichte und des Grades der Vernetztheit zwischen Neuronen.

Die Fallgruppe zeigte auch eine Zunahme der optischen Marker für Gewebeschäden, z. B. in Hirnregionen, die mit dem Geruchs- und Geschmackssystem in Verbindung stehen. Ganzhirnanalysen bestätigten diese Ergebnisse und zeigten darüber hinaus eine diffuse Atrophie (Abnahme der grauen Substanz) in anderen Hirnregionen, die Gedächtnis- und Konzentrationsprobleme erklären könnten.

Die böse Überraschung bestand vor allem darin, dass Douaud und Kollegen diesen Verlust an grauer Substanz im Gehirn bei Personen feststellten, die leichte bis mittelschwere Symptome von Covid-19 zeigten und bei denen die Gehirnaufnahmen bis zu

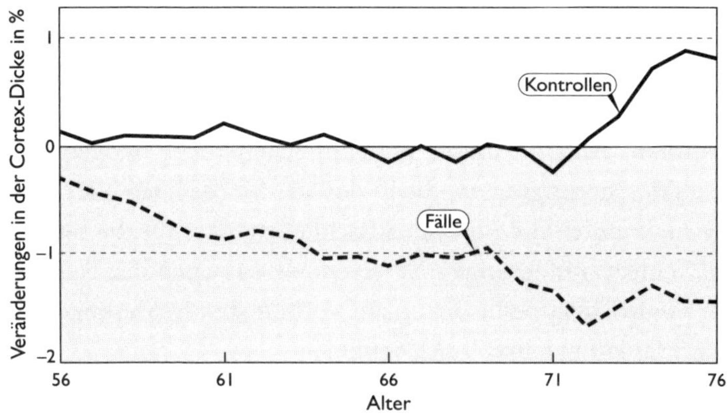

Abb. 5: Durchschnittliche prozentuale Veränderung der Dicke des linken orbitofrontalen Cortex zwischen zwei MRT-Untersuchungen bei Personen unterschiedlichen Alters. Die Cortex-Dicke nahm bei Personen, die positiv auf Covid-19 getestet wurden (Fälle), stärker ab als bei Personen, die nicht positiv getestet wurden (Kontrollen). Ab dem 70. Lebensjahr nimmt die Cortex-Dicke nur bei der Kontrollgruppe wieder zu.

zehn Monaten nach einer Infektion mit SARS-CoV-2 durchgeführt wurden. Selbst als die Autoren die kleine Zahl der Personen, die coronabedingt im Krankenhaus gelegen hatten, aus ihrer Analyse ausschlossen, änderten sich die Ergebnisse für die Fälle nach einer Infektion mit SARS-CoV-2 nicht: Die Cortex-Dicke nahm ab. Die Forscher belegen die Spezifität ihrer Ergebnisse in Bezug auf eine SARS-CoV-2-Infektion auch, indem sie zeigen, dass ein Verlust an Gehirnsubstanz nicht auftrat, wenn sich die Probanden zwischen den Untersuchungen eine nicht Covid-19-bedingte Lungenentzündung zugezogen hatten.

Weiterhin überprüften die Autoren bei der ersten Rekrutierung der Teilnehmer, ob sich die positiv getesteten und die nicht positiv getesteten Teilnehmer in Bezug auf Geschlecht, ethnische Zugehörigkeit, Alter sowie Ort und Datum der ersten Bildgebungsuntersuchung ähnelten. Sie stellten zudem sicher, dass die

Gruppen in Bezug auf den zeitlichen Abstand zwischen den beiden Scan-Sitzungen, den sozioökonomischen Status und relevante Gesundheitsbewertungen vor der Covid-19-Untersuchung, wie Blutdruck, Body-Mass-Index und Alkoholkonsum, übereinstimmten. Anhand dieser umfangreichen nicht bildgebenden Charakterisierungsdaten, die in der UK-Biobank zur Verfügung stehen, konnten die Autoren ausschließen, dass für die berichteten Gehirnveränderungen Unterschiede zwischen der Fall- und der Kontrollgruppe in Bezug auf vorbestehende Merkmale wie Vorerkrankungen ursächlich waren.

Diese Covid-19-Studie mit wiederholten Bildaufnahmen wird aktuell (2022) noch fortgeführt. Es sollen insgesamt 2000 Probanden untersucht werden – es bleibt also noch viel zu tun, um alle nützlichen Informationen aus diesem wertvollen Datensatz zu extrahieren. Die Ergebnisse werden vielleicht dabei helfen zu verstehen, wie Gehirnveränderungen mit spezifischen Long-Covid-Symptomen zusammenhängen. Schon jetzt sind die Freigabe der Daten durch die UK-Biobank und die Veröffentlichung des Analysecodes durch Douaud und Kollegen (go.nature.com/3uu4r5k) ein wichtiger Meilenstein für Long-Covid-Patienten, da beides die Grundlage dafür bildet zu belegen, dass kognitive Einschränkungen nach einer Covid-19-Infektion auf Veränderungen im Gehirn zurückgehen.

Fatigue: Gehirnnebel bei Long-Covid

»Müdigkeit allein ist eine untaugliche Beschreibung für die existenzielle Erschöpfung, die ich mindestens ein Jahr lang jeden Tag erlebe. Eine leere Batterie, die der Schlaf kaum auflädt. Wie der größte Jetlag und Kater, den ich je hatte, zusammen. Jeden einzelnen Tag, Tag und Nacht.«

Anonyme/r Patient/in der Post-Covid Clinic, Oxford,
The Long Covid Self-Help Guide, S. 22

Zur Charakterisierung von Long-Covid, aber auch für die Forschung ist es sinnvoll, sich auf die wichtigsten Symptome von Long-Covid zu konzentrieren. »Wichtig« bedeutet hier zweierlei: Das Symptom tritt häufig auf und es beeinträchtigt die Lebensqualität und die Leistungsfähigkeit der Betroffenen in Schule, Studium, Ausbildung und Beruf am meisten. Wer an Long-Covid erkrankt ist, fühlt sich in 80 % der Fälle in seiner Arbeitsfähigkeit eingeschränkt; 40 % geben an, dass auch ihre finanzielle Situation leidet; und 20 % sind nicht einmal mehr in der Lage, eine Teilzeittätigkeit auszuüben. Insofern möchte ich dem Fatigue-Syndrom, dass von 78 % der an Long-Covid Erkrankten als Hauptbeschwerde genannt wird, ein eigenes Kapitel widmen.

Wer ist betroffen?

Das Fatigue-Syndrom trifft überwiegend Menschen im Lebensalter zwischen 20 und 50 Jahren. Frauen leiden häufiger daran als Männer, je nach Studie im Verhältnis 2:1 oder gar 4:1. Überhaupt ist es so, dass Frauen unter 60 Jahren insgesamt häufiger mit Langzeitfolgen nach einer Corona-Infektion zu rechnen haben als andere Bevölkerungsgruppen (zu den Gründen s. auch Kapitel 4), und das häufigste Symptom bei Frauen dieser Altersgruppe ist das Fatigue-Symptom.

Die Symptome

Fatigue ist ein Erschöpfungssyndrom, das sich durch eine außergewöhnlich starke Müdigkeit und generelle Schlappheit bemerkbar macht. Ausruhen und Schlafen verbessern die Symptome dabei zunächst nicht. Die allgemeine Müdigkeit ist begleitet von einer Verlangsamung des Denkens, Handelns, ja sogar der Wahrnehmungsprozesse. Die Symptome, vor allem in Abgrenzung zu einer Depression, verstärken sich oft nach mentaler oder physischer Anstrengung. Bei einer Depression wäre das anders: Anstrengung würde die Beschwerden mit großer Wahrscheinlichkeit lindern.

Insgesamt weist Fatigue bei Long-Covid viele Ähnlichkeiten mit einer bereits bekannten und nach schweren Infektionen gehäuft auftretenden Krankheit des Gehirns auf: dem bereits erwähnten chronischen Müdigkeitssyndrom (**C**hronic **F**atigue-**S**yndrom oder **m**yalgische **E**ncephalomyelitis genannt und entsprechend in Kombination oft als ME/CFS abgekürzt). Man schätzt, dass allein in den USA zwei Millionen Menschen betroffen sind. In Deutschland, so aktuelle Schätzungen, waren es vor der Corona-Pandemie etwa 300 000 Menschen.

Dass Fatigue das Hauptproblem einer Mehrheit der Long-Covid-Betroffenen ist, bestätigt der Immunologe Anthony Fauci, Corona-Berater der US-Regierung, im Juli 2020 auf *Medscape*: »Eine beträchtliche Anzahl von COVID-Patienten kämpft mit extremer Erschöpfung, Gedächtnislücken und kognitiven Schwierigkeiten, viele Monate, nachdem sie offiziell als ›genesen‹ eingestuft wurden.«

Genau um eine solche öffentliche Anerkennung haben Long-Covid-Selbsthilfegruppen lange kämpfen müssen. Viele Patienten leiden seit Monaten an übermächtiger Müdigkeit, sind oft sogar bettlägerig. Bringen sie nur die Füße auf den Boden, werden sie ohnmächtig. Kurze Belastungen, wenn es ihnen zwischendurch einmal besser geht, setzen sie wochenlang außer Gefecht. Die vielen Einzelschicksale, die Selbsthilfegruppen zusammengetragen haben, und die immer deutlicher werdenden Auswirkungen auf den Arbeitsmarkt sollten Motivation genug sein, durch mehr Forschung und neue Therapien Menschen mit dem Fatigue-Syndrom zu helfen.

Ähnlichkeiten mit CFS

Um Fatigue bei Long-Covid besser zu verstehen, ist es hilfreich, von den Ähnlichkeiten mit der CFS-Erkrankung zu lernen. Die Gemeinsamkeiten sind wohl kein Zufall, denn auch CFS tritt sehr häufig nach einer Infektion auf. Das kann ein Bakterienbefall sein, z. B. mit dem Lyme-Bakterium, oder eine Infektion mit einem Virus wie dem Epstein-Barr-Virus, Ebola, dem Dengue-Virus, verschiedenen Stämmen der Grippeviren und interessanterweise auch dem SARS-Virus, das 2002/2003 zu einer ersten coronavirenbedingten Epidemie geführt hat. Wissenschaftler haben nach dieser SARS-Epidemie 233 Überlebende etwa vier Jahre nach der Erstinfektion untersucht und festgestellt, dass jeder Vierte von ihnen die Kriterien für das chronische Erschöpfungssyndrom CFS erfüllte. Auch eine aktuelle Studie zum SARS-CoV-2-Virus mit Beschäftigten im britischen Gesundheitswesen zeigt, dass Fatigue-Symptome, die mit CFS vergleichbar sind, über mehr als sechs Monate anhalten können. Wie lange sie fortbestehen, wird aktuell weiter untersucht.

Suche nach Biomarkern

Was bislang völlig fehlte, war ein Biomarker, der in Labortests anzeigt, dass CFS oder eine Long-Covid-bedingte Fatigue-Erkrankung vorliegt.

■ Als **Biomarker** dienen molekulare Signaturen, die in der Medizin und Diagnostik eine ähnliche Bedeutung haben wie Fingerabdrücke für die Forensik. Sie sind spezifische Merkmale, die eine bestimmte Krankheit charakterisieren. Als Biomarker werden Biomoleküle, z. B. bestimmte Eiweiße, oder bestimmte Zelltypen bezeichnet, deren Anwesenheit oder auffällige Häufigkeit etwa im Blut auf eine Krankheit hinweisen oder helfen, diese zu identifizieren.

Long-Covid-Patienten haben im Unterschied zu anderen CSF-Patienten mit oft unbekannter Infektionsgeschichte immerhin den Vorteil, dass sich eine SARS-CoV-2-Infektion auch im Nachhinein noch zuverlässig und mittlerweile routinemäßig über Antikörpertests nachweisen lässt. Bei CSF-Patienten ist oft schon im Ruhezustand der Herzschlag erhöht, das könnte auch für Long-Covid-Patienten ein diagnostisches, wenn auch noch sehr ungenaues, dafür aber praktikables Hilfskriterium sein.

Die spannendste Entwicklung in dieser Hinsicht ist eine noch nicht begutachtete Studie von Klein et al. (08/2022) aus dem Labor von Akiko Iwasaki an der Yale School of Medicine, die auffällig niedrige Werte des Stresshormons Cortisol im Blutplasma fand (50 % niedriger im Vergleich zur Kontrollgruppe) und erhöhte Werte des Interleukin 8 (IL-8), eines Botenstoffs der Zellen des Immunsystems. Beide waren hochgradig korreliert mit dem Auftreten von Long-Covid-Symptomen.

Schon auf der Grundlage einer rein auf maschinellem Lernen basierten Auswertung reichten die Cortisol-Werte als alleiniger signifikanter Prädiktor für die Klassifizierung von Long-Covid und für die Schwere der Symptome in dieser Studie aus. Auch dies übrigens eine Parallele zu Patienten mit CFS, bei denen man ebenfalls signifikant niedrige Cortisol-Werte findet. Wenn der Stress durch die Erkrankung die Ursache dafür wäre, müssten die Cortisol-Werte übrigens erhöht sein. Tatsächlich sind sie aber niedriger als normal. Das spricht dafür, dass eine spezifische Dysfunktion der Hypothalamus-Hypophysen-Nebennieren-Achse (HPA) bei Long-Covid vorliegt, die eben eine der Hauptregelinstrumente des Gehirns ist, mit dem restlichen Körper für Hormone zu kommunizieren und zum Beispiel Stressreaktionen initiiert bzw. kontrolliert. Mit dieser Studie wäre also der erste mögliche Biomarker für Long-Covid identifiziert. Obwohl die untersuchte Kohorte mit 215 Studienteilnehmern eher klein war, war die Datenauswertung bemerkenswert tiefgreifend und multidimensional. Als Kontrollen fungierten zum einen gesunde Rekonvaleszenten ohne Long-Covid und zum anderen Probanden ohne Long-Covid.

Ein wirklich eindeutiger Nachweis dieses Biomarkers wäre schon deshalb hilfreich, weil viele Menschen – auch ohne mit SARS-CoV-2 infiziert gewesen zu sein – auf die psychologische Stresssituation einer über zwei Jahre währenden Pandemie ohnehin oft mit Erschöpfung und einem erhöhten Risiko für eine Depression reagieren. Das zeigt eine in *Lancet* veröffentlichte Studie aus dem Jahre 2022. Mediziner müssen sich im Moment aber noch vor allem auf die Beschreibungen der Patienten verlassen, und die sind oft vage. Auch etwa 80 % aller CFS-Patienten werden deshalb nicht als solche erkannt. Gerade in der Diagnostik und im Erkennen von multifaktoriell und zumindest teilweise durch eine Autoimmunreaktion bedingten Krankheiten stößt unser Gesundheitswesen an seine Grenzen. In diesem Fall sind die Auswirkungen fatal: Während man normalerweise Patienten mit genereller Mattheit und Antriebslosigkeit Sport verschreibt, ist dies bei CSF-artigen Erkrankungen nicht angezeigt – im Gegenteil, Belastungen verstärken die Symptome (mehr dazu in Kapitel 5).

»Mein Kopf steht in einer Nebelwolke, [...] seit Monaten schon. Der Nebel ist weiß und so hell, dass manchmal die Außenwelt dahinter ganz verschwindet – als würde man in zu grelles Licht sehen.«

Frau A., Long-Covid-Patientin, zitiert nach: Nike Heinen: Long Covid: Sie wissen nicht weiter, Zeit online, 6. September 2021

Betroffene Gehirne bei CFS und Long-Covid

Die Ähnlichkeit vieler Long-Covid-Symptome mit »klassischem« CFS ist ein Vorteil, denn dadurch kann man auf bisherige Forschungsarbeiten zu CFS zurückgreifen. Diese früheren Studien fanden Indizien, die auch für Long-Covid-Patienten mit einer Fatigue von Relevanz sein könnten: Dazu gehören Störungen im Energiestoffwechsel der Zellen (Mitochondropathien, also Erkrankungen des Kraftwerks der Zelle), Entzündungen im Zentralnervensystem und eine Reihe immunologischer Unregelmäßigkeiten. Allerdings gilt für CSF wie für Long-Covid bislang gleichermaßen: Keine Studie fand eine eindeutige pathologische Ursache, sondern die Ergebnisse waren so heterogen wie die Studien – vielleicht auch, weil die Ursachen vielfältig sein können, weil es eben vor allem von der individuellen Reaktion des Immunsystems und der genetischen Disposition eines jeden Patienten abhängt, ob und wie schwer er oder sie chronisch erkrankt.

Vor allem führen diese Befunde zu einer weiteren Parallele zwischen CSF und Long-Covid: Da es keine eindeutigen Biomarker gibt, anhand derer die Krankheit erkannt werden kann, bleibt in der Diagnose die Beschreibung subjektiver Symptome entscheidend, zumal in einem spezialisierten Medizinsystem die Diagnose, die nicht eindeutig einem Organ zugeordnet werden kann, schwierig ist.

Dieser Mangel an Klarheit sorgte bei CSF für eine jahrzehntelange Spannung: Patienten suchten händeringend nach einer Behandlung der Ursachen für ihre Symptome, an denen viele Ärzte aber ihren Zweifel hatten. Je mehr die Patienten resignierten oder sich empörten, desto mehr waren die Kliniker davon überzeugt, dass es sich um ein psychosomatisches Problem handelte. Noch 2016 veröffentlichte Suzanne O'Sullivan, Neurologin am National Hospital for Neurology and Neurosurgery in London, ein Buch mit dem Titel *It's All in Your Head*, das ein Kapitel über eine junge Frau mit CFS-Symptomen enthält, die O'Sullivan als psychosomatisch einstuft: »Psychologische Faktoren und Verhaltensprobleme tragen, wenn sie nicht die gesamte Ursache sind, zumindest in erheblichem Maße zur Verlängerung der Behinderung bei, die beim chronischen Müdigkeitssyndrom auftritt.«

Auch heute noch vertreten einige Ärzte diese Ansicht. Ihre Argumentation stützen sie auf den »Mangel an Beweisen für eine organische Krankheit«. Viele Long-Covid-Patienten werden sich in dieser Betrachtung wiederfinden, aber eben nicht richtig beschrieben fühlen. Mittlerweile ist der nebulöse Verweis auf psychiatrische-psychosomatische Probleme auch eher eine Außenseitermeinung. Sowohl in der biomedizinischen Forschung als auch in der klinischen Anamnese geht man bei CFS und Long-Covid von einer multifaktoriellen biologischen, vor allem immunologischen Ursache aus.

Vieles ist noch im Unklaren, aber man kann für CFS-Patienten nur hoffen, dass die nun angelaufene Long-Covid-Forschung mit ihren Ergebnissen und Therapieversuchen auch ihnen zugute kommen wird.

Erste Therapieansätze bei Fatigue

Auch weil die Diagnose so schwierig ist, wurde bisher noch keine Therapie für Long-Covid-Patienten entwickelt. Geht man von einer CFS-ähnlichen Fatigue als Hauptsymptom aus, sind die Nachrichten nicht gut, denn eine zuverlässige Therapie gibt es nicht. Allerdings können einige Maßnahmen die Symptome bei der Long-Covid-Fatigue lindern. Denn immerhin ist inzwischen bekannt, dass man nach Covid-19-Infektionen mit einem Fatigue-Syndrom rechnen muss. Deshalb könnte man sehr frühzeitig mit einem Therapieversuch beginnen. Oder sogar prophylaktisch aktiv werden und gerade Risikogruppen (vor allem also junge Frauen) schützen.

Bemerkenswert ist, dass etwa 30–40% der Long-Covid-Erkrankten von einer deutlichen Verbesserung ihrer Fatigue-Symptome nach einer weiteren Impfung berichten – obwohl die Erstinfektion lange abgeklungen war. Die Symptome verschwanden zwar nicht vollständig, verbesserten sich aber deutlich.

Therapeutisch könnten Magnesiuminjektionen oder Umgebungen mit trockenem Klima sowie ein in der Forschung befindliches Medikament namens Ampligen hilfreich sein. Doch das alles sind im Moment noch nicht mehr als gute Startpunkte für die Forschung und explorative Therapien.

Fatigue – ein Zwischenstand

Noch fehlen eindeutige klinische Studien, aber sowohl bei Long-Covid- als auch bei CFS-Patienten scheint es am wahrscheinlichsten, dass es sich um eine durch das Immunsystem ausgelöste Erkrankung handelt. Entweder weil das Immunsystem aktiv bleibt oder weil eine Autoimmunerkrankung durch das SARS-CoV-2-Virus induziert wird, die chronische neuroinflammatorische Prozesse im Gehirn in Gang setzt – dazu später noch mehr. Eines der diagnostischen Probleme hier ist, dass beides bei einer Routineuntersuchung nicht feststellbar ist. Dazu bedürfte es einer Punktion der Gehirnflüssigkeit, die nur von Spezialisten vorgenommen werden kann und die immer die Gefahr neuer Infektionen birgt.

Zusammenfassend lässt sich also sagen, dass möglicherweise ein Großteil derjenigen, die an Long-Covid erkranken, eine mit CFS vergleichbare Ausprägung der Erkrankung entwickeln, wie die Neuroimmunologin Amy Proal und ihr Kollege Michael VanElzakker nach einem Vergleich der Symptome von beiden Erkrankungen schlussfolgern. Diese Patientengruppe zu identifizieren und mit Therapien zu versorgen, ist nicht nur im Hinblick auf individuelle Schicksale wichtig, sondern auch angesichts der gesellschaftlichen und wirtschaftlichen Folgen.

Das chronische Müdigkeitssyndrom ist wahrscheinlich der beunruhigendste Aspekt von Long-Covid, vor allem, wenn man an die vielen ungeimpften jüngeren Menschen denkt. Wir laufen gerade Gefahr, Hunderttausende von Long-Covid-Patienten mit CFS-artigen schwerwiegenden Einschränkungen, die im schlimmsten Fall ein Leben lang anhalten könnten, in Kauf zu nehmen.

Delirium und Alzheimer-Risiko

Intermezzo: Delir nach schwerem Verlauf

Manchmal wird aus einer behandelnden Ärztin eine Patientin. So erging es auch Dr. Sondra Crosby, die am Boston Medical Center in Massachusetts Covid-19-Patienten betreute. Die Zeitschrift *Nature* berichtete im Dezember 2020 über ihren Fall. Bereits im April 2020 infizierte Sondra Crosby sich mit dem SARS-CoV-2-Virus und entwickelte in kürzester Zeit so starke Symptome, dass sie das Bett nicht verlassen konnte. Sie nahm fiebersenkende Medikamente und driftete in einen zeitlosen, vollständig verwirrten Zustand ab. Fünf Tage lang befand sich Crosby in diesem gedanklichen Dunst und war unfähig, sich an die alltäglichsten Dinge zu erinnern. Nach ihrem Namen gefragt, konnte sie ihn nicht sagen. Sie begann sogar zu halluzinieren. Erst im Zuge der Genesung wurde ihr klar, dass sie an Delir gelitten hatte.

Sondra Crosbys Krankheitsverlauf ist kein Einzelschicksal, sondern tritt bei schweren Verläufen von Covid-19 signifikant erhöht auf. Bekannt ist ein solcher Zustand vollständiger, orientierungsloser Verwirrtheit aber schon länger.

■ Als **Delir oder Delirium** wird eine akute, aber rückbildungsfähige Bewusstseinsstörung bezeichnet, die unter anderem durch zeitliche und räumliche Desorientiertheit, Verwirrtheit und Halluzinationen gekennzeichnet ist.

Ursachen für ein Delirium

Zu einem Delirium kommt es, wenn mehrere Stressoren zusammentreffen. Bestehende chronische Krankheiten oder kognitive Beeinträchtigungen können auslösende Faktoren sein. Dazu gehören Operationen, Narkosen oder eine starke Immunreaktion nach einer Infektion. Diese können zu einem plötzlichen Auftreten von Verwirrung, Desorientierung und Aufmerksamkeitsstörungen führen, insbesondere bei älteren Menschen. Eine Studie vom April 2020 in Straßburg, Frankreich, ergab, dass 65 % der Erkrankten, die einen schweren Covid-19-Verlauf hatten, auch an akuter Verwirrung litten. Wissenschaftler des Vanderbilt University Medical Center in Nashville, Tennessee, fanden in späteren Studien ähnliche Zahlen: 55 % der 2000 Personen, die wegen Covid-19 auf Intensivstationen behandelt wurden, entwickelten laut diesen Daten ein Delirium. Mit dem etwas milderen Verlauf der 2022 vorherrschenden Omikron-Variante ist der Prozentsatz zum Glück auf 28 % gesunken.

Ungewöhnlich ist dieses Symptom bei Menschen, die auf einer Intensivstation mit einer lebensbedrohlichen Krankheit behandelt werden, nicht – jeder Dritte fällt hier in ein Delirium. Beängstigend ist allerdings, dass bei Covid-19-Patienten auf Intensivstationen die Delirumfälle fast doppelt so häufig sind, wie man es erwarten würde.

Ein Delirium entsteht mitunter, wenn das Gehirn nicht in der Lage ist, eine stressbehaftete Situation zu kompensieren. Neurologen vermuten, dass die zugrunde liegenden biologischen Ursachen Entzündungsreaktionen im Gehirn und ein Ungleichgewicht bei den Neurotransmittern sind.

■ **Neurotransmitter** sind chemische Botenstoffe an den Kontaktstellen (Synpasen) zwischen Neuronen wie Dopamin, Glutamat, Glycin und Acetylcholin.

Dadurch kommt die zeitlich-rhythmische Taktung im Gehirn durcheinander, die die Verarbeitung von Sinnesinformationen und den Ablauf der eigenen Gedankenwelt koordiniert. Wegen der immensen Stressreaktion im Körper werden mit der Speicherung von Informationen beschäftigte Gehirnareale wie der Hippocampus komplett abgestellt, sodass der Zugriff auf das eigene Gedächtnis fehlt und die Speicherung aktueller Informationen verhindert wird. Als Folge davon geht das Zeitgefühl verloren.

Die Prognose

Soweit man das bisher im Verlauf der Pandemie beurteilen kann, erholen sich etwa 70 % der Betroffenen vollständig. Bei den 30 %, die bisher nicht genesen sind, kann es zu einer Abwärtsspirale über Monate hinweg kommen, die zu tiefgreifenden kognitiven Beeinträchtigungen bis hin zu Demenzsymptomen führen kann. Eine Metaanalyse von 23 Studien aus dem Jahr 2020 zeigt, dass ein Delirium während eines Krankenhausaufenthaltes mit einem 2,3-fach höheren Demenzrisiko, meist vom Typ Alzheimer, verbunden ist. Die Arbeit eines brasilianischen Wissenschaftlerteams zeigte, dass bei einer Gruppe von Patienten mit einem Durchschnittsalter von 78 Jahren bei 32 % derjenigen, die im Krankenhaus ein Delirium entwickelten, später eine Demenz diagnostiziert wurde; kam es nicht zu einem Delirium, waren es nur 16 %.

Das gehäufte Auftreten von Delirzuständen hat also beängstigende Konsequenzen. Auch Langzeitstudien aus den Jahren 2010 bis 2020 haben gezeigt, dass schon eine einzige Episode von Delirium zu langfristigen Denkstörungen führen kann und dass noch langfristiger das Risiko erhöht ist, eine Demenz zu entwickeln. Noch höher ist das Risiko für Menschen, die bereits leichte kognitive Einschränkungen hatten, die oft ein erster Indikator für eine beginnende Alzheimer-Demenz sind. Das Delirium wirkt dann als eine Art Brandbeschleuniger für ein bereits angegriffenes Gehirn. So kann ein sich selbst verstärkender negativer Prozess in Gang gesetzt werden. Denn es ist bekannt, dass eine Demenzerkrankung es wiederum wahrscheinlicher macht, dass jemand ein Delirium entwickelt – dieser Umstand wiederum kann das Fortschreiten der Erkrankung beschleunigen.

- Bei der **Alzheimer-Erkrankung** (AD, **A**lzheimer's **d**isease) handelt es sich um eine neurodegenerative Erkrankung, die zu den Demenzen gehört. AD ist vor allem durch den Verlust des autobiografischen Gedächtnisses und der Sprachfähigkeit gekennzeichnet. Den Betroffenen kommt im Verlauf der Erkrankung ihr gesamtes Gedächtnis abhanden, alles, was sie je erlebt und an Wissen erworben haben. Hinzu kommt im Krankheitsverlauf der Verlust weiterer kognitiver Fähigkeiten, die Betroffenen können nicht mehr mit Geld umgehen und sich räumlich orientieren. Die Patienten können die Gegenwart nicht mehr interpretieren und sich die Zukunft nicht vorstellen. Gedankliche Zeitreisen in die Vergangenheit werden unmöglich. Es ist dieser Gedächtnisverlust, der die Patienten – und ihre Angehörigen – am meisten trifft. Denn mit dem Verlust des Gedächtnisses geht der Verlust vieler gemeinsamer Bande mit der Welt, den Menschen im Umfeld und mit sich selbst einher.

Auch die oben berichteten biochemischen Besonderheiten hinsichtlich des Botenstoffes Acetylcholin während eines Deliriums sind besorgniserregend, denn man weiß heute, dass bei Menschen mit einer Alzheimer-Erkrankung Neurone, die als Neurotransmitter Acetylcholin verwenden, als Erste in ihrer Funktion eingeschränkt sind und häufig frühzeitig absterben. Acetylcholin ist nicht nur an der Aufmerksamkeitssteuerung des Gehirns beteiligt, sondern kontrolliert auch – zusammen mit anderen Botenstoffen – den Schlafrhythmus. Die Netzwerke im Gehirn, die mit Acetylcholin als Botenstoff arbeiten, können in ihrer Funktionalität eingeschränkt sein, und das kann zu Schlafstörungen führen. Die wiederum sind eines der Symptome, die häufig im Zusammenhang mit Long-Covid berichtet werden. Alzheimer-Patienten zeigen schon in der frühen Phase der beginnenden

Gehirnerkrankung ein gestörtes Schlafverhalten, und es wird darüber geforscht, ob das Fehlen einer ausreichenden Menge an Acetylcholin im Schlaf zur Beschleunigung des Krankheitsverlaufs beiträgt.

Verschiedene Formen der Demenz-Erkrankungen werden durch ein Delirium wahrscheinlicher. Alzheimer ist die bekannteste und auch die häufigste Form der Demenz (70 % aller Demenz-Fälle sind vom Typ Alzheimer) und mittlerweile namensgebend für jede Form des Gedächtnisverlustes im erkrankten alternden Gehirn.

Es ist zu vermuten, dass durch ein Delirium, ausgelöst durch einen schweren Covid-19-Verlauf, auch noch Jahre später eine Demenz begünstigt wird. Das wäre eine besonders schwere Form von Long-Covid, die hinterhältig erst lange Zeit nach der Infektion zuschlägt.

Generell gilt: Je länger eine Person im Delirium ist, desto größer ist das Risiko einer späteren kognitiven Beeinträchtigung, so eine Studie aus dem Jahr 2013 von Psychologen der Vanderbilt University. Was wir allerdings noch nicht wissen, ist, ob der Zusammenhang zwischen Delirium und Demenz nur bei denjenigen sehr hoch ist, bei denen sich ohnehin eine Demenz entwickelt hätte, oder ob das Delirium das Risiko eine Demenz immer erhöht.

Mögliche Zusammenhänge zwischen Delir und Demenz

Trotz vieler Jahre Forschung ist der mechanistische Zusammenhang zwischen Delirium und späterer Demenz im Detail noch nicht aufgeschlüsselt. Drei Hypothesen werden aktuell diskutiert:

- Eine Anhäufung von giftigem Zellmüll im Gehirn kann ein kurzfristiges Delirium verursachen und zu längerfristigen Schäden führen. Normalerweise beseitigt der Körper diesen molekularen Müll über den Blutkreislauf und das glymphatische System, ein Netzwerk von Kanälen, die mit der Gehirnflüssigkeit verbunden sind und wie eine Kanalisation funktionieren. Eine Schädigung der Gefäße durch eine akute Episode von Delirium kann im Anschluss fortbestehen und die Gefahr einer Demenz erhöhen. Alternativ könnte ein Gehirn, das ein Delirium erlebt, danach anfälliger für Gefäßprobleme sein.

- Eine Entzündung, wie sie Menschen plagt, die an Infektionen, Atemnot oder Herz-Kreislauf-Erkrankungen leiden, erhöht das Risiko, in ein Delirium zu verfallen. Operationen und schwere Infektionen können zu einer Ansammlung von Zellschutt im Gehirn führen, was weitere Entzündungen auslöst. Diese Entzündungen, die normalerweise schnell abklingen, können aus noch nicht bekannten Gründen auch chronisch werden und weiter fortbestehen. Anhaltende Entzündungen können dann eine akute Episode von Delirium auslösen und dazu führen, dass Neurone und Gliazellen, wie Astrozyten oder Mikroglia-Zellen, geschädigt werden. Das kann kognitive Einschränkungen zur Folge haben und dann zum Absterben dieser Zellen im Gehirn führen.
- Die dritte Idee ist die sogenannte Schwellenwert-Hypothese: Jemand mit Demenz (oder einer Demenz im frühesten Stadium) hat weniger Verbindungen zwischen den Neuronen und kann Schäden an der Isolierung, die die Axone umhüllen (Axone leiten die elektrischen Signale der Neurone weiter), weniger gut kompensieren. Das beschleunigt unter Umständen den Krankheitsprozess, auch weil neurologische Reserven fehlen, die dem Betroffenen helfen könnten, Schädigungen des Gehirns zu kompensieren.

Die Forschungslage

Insgesamt erweist es sich als überaus schwierig, Daten für die Entschlüsselung des Zusammenhangs zwischen Delirium und Demenz zu erheben: Neurologen müssten Patienten über Jahre hinweg beobachten und aufwendige kognitive Tests und komplexe Untersuchungen der Gehirne durchführen, um Ergebnisse zu erhalten. Für die Forschung ist es deshalb hilfreich, dass dank der Pandemie das Interesse am Delirium im Zusammenhang mit Demenz nun enorm gestiegen ist. Auf der anderen Seite ist zu befürchten, dass die Pandemie in den nächsten Jahrzehnten zu einem Anstieg der Demenzfälle führen könnte – zusätzlich zu denen, die aufgrund der alternden Bevölkerung ohnehin unvermeidlich sind. Zur Erinnerung: Immerhin 28 % der älteren Patienten mit Covid-19 fallen in einen Deliriumzustand, wenn sie auf einer Intensivstation nach einer Infektion mit der Omikron-Variante des Virus behandelt werden müssen. Dies bedeutet in absoluten Zahlen, dass von 817 älteren Menschen (im Schnitt 77 Jahre alt) 226 ein Delir entwickelten, wie Maura Kennedy und Kollegen am Massachusetts General Hospital, Boston, in einer aktuellen multizentrischen Studie beobachteten.

Vorbeugende Maßnahmen

All das zeigt, wie notwendig es ist, das Auftreten eines Deliriums bei Covid-19-Patienten nach Möglichkeit zu verhindern, um das Alzheimer-Risiko nicht zu erhöhen. Eine Reihe von Maßnahmen kann die Häufigkeit des Auftretens eines Deliriums senken, etwa die Anwesenheit eines Familienmitglieds, um dem Patienten Orientierung und sozialen Zusammenhalt zu geben. Allerdings ist es nicht einfach, das auf streng isolierten Covid-19-Intensivstationen zu ermöglichen. In den USA gibt es ein Programm, bekannt als HELP (Hospital Elder Life Program), das vergleichsweise einfache Strategien zur Verringerung des Delirrisikos vorsieht: Minimierung der Sedierung (auch während der Beatmung), sorgfältige Beachtung von Ernährung und Flüssigkeitszufuhr und die Anwesenheit von Familienmitgliedern, um den Patienten Orientierung zu geben. Eine Metaanalyse aus dem Jahr 2015 zeigt, dass solche Maßnahmen das Delirium um etwa 40 % reduzierten, und es gibt keinen Grund anzunehmen, dass sie bei Covid-19 nicht denselben Nutzen hätten.

Delir und Demenz: ein Zwischenstand

Weitere Forschungsinitiativen werden notwendig sein. Eine wurde gerade in den USA gestartet. In dieser Studie werden Menschen, die wegen Covid-19 im Krankenhaus behandelt wurden und ein Delirium entwickelt hatten, über 10 Jahre weiter beobachtet, und es werden kognitive und psychische Parameter gemessen, um die Wirksamkeit von immundämpfenden Substanzen wie Hydroxychloroquin zu überprüfen. Eine separate Studie in Deutschland und Großbritannien verfolgt die neurokognitiven Verläufe bei einem Delirium während einer Covid-19-Erkrankung, um festzustellen, wie sich das Delirium auf die Gehirnfunktion Monate später auswirkt. Ein weiteres Forschungsprojekt, das von einem Team der Vanderbilt University geleitet wird, sucht nach einer Alternative zu häufig verwendeten Beruhigungsmitteln wie Benzodiazepinen, die einen Deliriumzustand verstärken können. Die Forscher testen auch alternative Beruhigungsmittel wie Dexmedetomidin. Das Ziel ist herauszufinden, ob es eine Alternative gibt, Menschen mit Covid-19, die wegen Atemnot in Panik geraten, zu helfen, ohne ein Delirium zu riskieren.

Wieso ist das Gehirn so häufig betroffen?

Es ist überraschend, dass so viele Long-Covid-Symptome mit neurologischen Einschränkungen zusammenhängen. Denn durch die Blut-Hirn-Schranke ist das Gehirn eigentlich in besonderer

Art und Weise vor einem Virusbefall geschützt ebenso wie vor den Aktivitäten des Immunsystems, vor allem vor einem Zytokinsturm – so die Theorie bisherigen Lehrbuchwissens.

- Mit dem Begriff **Zytokinsturm** ist eine besonders starke Zytokin-Freisetzung gemeint. Dabei setzt das Immunsystem hohe Konzentrationen an entzündungsfördernden Botenstoffen (sogenannte Zytokine) frei, die wiederum weitere Immunzellen zur Ausschüttung weiterer Zytokine veranlassen.

Die Blut-Hirn-Schranke ist vor allem wichtig, da das Gehirn nur in zwei Gehirnarealen in einem geringen Umfang noch neue Neurone bilden kann – in allen anderen nicht. Es braucht also einen besonderen Schutz.

- Die **Blut-Hirn-Schranke** (engl. *blood-brain barrier,* BBB) ist eine Barriere zwischen dem Blutgefäßsystem und dem Gehirn. Sie wird von Endothelzellen der Blutgefäße um das Gehirn herum und von der Innenseite des Gehirns her von Astrozyten (einer speziellen Form von Gliazellen) gebildet.

Schutzbedürftig ist das Gehirn aber auch, weil es aus einem unglaublich komplexen und fragilen Netzwerk aus Neuronen und Gliazellen besteht, dessen Gleichgewicht weder metabolisch noch hinsichtlich seiner ionalen Zusammensetzung gestört werden darf (also die Verteilung der Ionen zwischen Neuronen und der Umgebung der Zellen). Es ist besonders anfällig für Störungen der Blut- und Energieversorgung, da es fast ausschließlich Sauerstoff und Glukose aus dem Blut verstoffwechselt und selbst keine Möglichkeit hat, Energie zu speichern.

- **Gliazellen** (von griech. glia ›Leim‹) umfassen eine bedeutende heterogene Gruppe von nichtneuronalen Zelltypen des Nervensystems, die wichtige Stoffwechselaufgaben haben (Astrozyten), die Reizfortleitungen in Axonen beschleunigen (Oligodendrozyten) und das angeborene Immunsystem des Gehirns bilden (Mikroglia). Darüber hinaus wirken sie mit an der Reifung von Neuronen und an der Regulation der synaptischen Übertragung.

Allerdings hat die Forschung schon in den Jahren vor der Corona-Pandemie gezeigt, dass die Blut-Hirn-Schranke gerade, was die Interaktion mit dem Immunsystem angeht, nicht so abgeschottet ist, wie man lange gedacht hatte. So können Entzündungen in der Peripherie des Körpers auch zu Entzündungen im Gehirn führen, und Immunzellen und Botenstoffe des Immunsystems können die Mikrogliazellen im Gehirn aktivieren oder deaktivieren. All dies spielt eine entscheidende Rolle, um zu verstehen, warum gerade bei einer Infektion mit SARS-CoV-2 das Gehirn in seiner Funktionalität so häufig langfristig beeinträchtigt wird (s. dazu auch Abbildung 6).

Treten wir einmal einen Schritt zurück und betrachten ein größeres Ganzes: Inzwischen ist erwiesen – daran war auch meine Arbeitsgruppe beteiligt –, dass das Grippevirus vom Typ A in der Form H_2N_3 und H_7N_7 das Gehirn in seinen Funktionen noch lange nach der eigentlichen Infektion beeinträchtigen kann, vor allem wohl über chronische Neuroinflammation. Kliniker sehen dies nach jeder Grippesaison in einer verspäteten Welle von Schlaganfällen oder Herzinfarkten vor allem bei älteren Menschen.

Eine virale Infektion wie die Grippe kann bei Kindern eine Enzephalitis verursachen. Sie ist selten, aber sie kann tödlich sein, und diejenigen, die überleben, können mit langfristigen Hirnschäden zurückbleiben. Und die Grippe ist bei Weitem nicht die einzige Infektionskrankheit mit Langzeitfolgen. Auch bei den alten, aber gut bekannten Erkrankungen wie Masern und Hepatitis sind die Komplikationen gut dokumentiert. Und nun reiht sich SARS-CoV-2 mit seinen langfristigen Folgesymptomen ein. Der Unterschied: Bei Long-Covid ist das Ausmaß zahlenmäßig bedrohlich hoch, weil sich sehr viele Menschen in vergleichsweise kurzer Zeit anstecken.

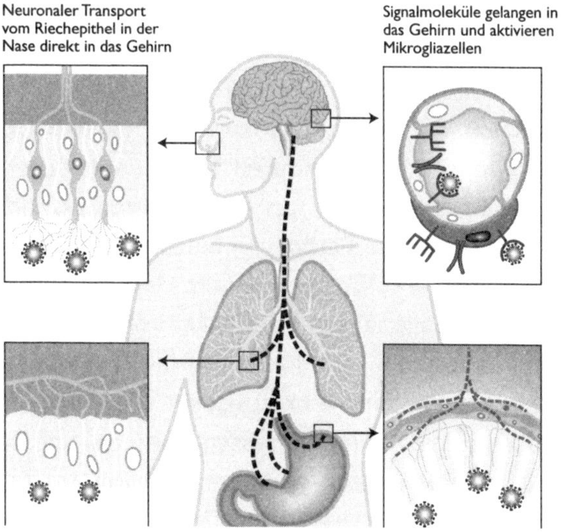

Abb. 6: Mögliche Mechanismen der durch SARS-CoV-2 verursachten neurologischen Schädigung:
links oben: Das Virus könnte durch das Neuroepithel der Riechschleimhaut in das ZNS eindringen, um den Riechkolben (im Gehirn) zu erreichen, Zugang zu den Mitralzellen (Neurone im Riechkolben, übermitteln Geruchsinformationen in höhere Gehirnzentren) und dem Riechnerv erhalten und sich dann durch retrograde Virusübertragung auf angrenzende Hirnregionen wie den Hippocampus und andere Hirnstrukturen ausbreiten.
rechts oben: Signalmoleküle des Immunsystems könnten Mikrogliazellen im Gehirn aktivieren, ohne dass das Virus direkt in das Gehirn eintritt.
links und rechts unten: SARS-CoV-2 könnte auch über den Vagusnerv in das ZNS eindringen.

- **Mikrogliazellen** als die Immunzellen des Gehirns sind wichtig, wenn eine Infektion im Gehirn auftritt, aber auch wenn zellulärer Abfall anfällt oder Zellen im Gehirn absterben. In beiden Fällen braucht unser Gehirn ein eigenes Immunsystem, eine Art betriebseigene Feuerwehr auf dem neuronalen Gelände. Diese »guardians of the brain« sind die Mikrogliazellen. Sie können nicht nur selbst Pathogene – das sind Viren, Bakterien oder Pilze, die Krankheiten hervorrufen können – bekämpfen, sondern orchestrieren vor allem eine Antwort im Gehirn, indem sie einen anderen Typ von Gliazellen, die Astrozyten, dazu anzuregen, Stickstoffmonoxid (NO) zu generieren. Das ist eine Substanz, die angriffslustige Radikale ausbildet und so Entzündungen auslösen kann, die Pathogene bekämpfen, aber eben auch Neurone schädigen können. Unabhängig davon können Mikrogliazellen bei starker Aktivierung auch Signale aussenden, die die Blut-Hirn-Schranke durchlässig machen für andere Immunzellen (vor allem T-Zellen, die zum adaptiven Immunsystem gehören, und Neutrophile, die dem angeborenen Immunsystem zugeordnet werden und meist die ersten Zellen sind, die Pathogene bekämpfen, s. Kapitel 4) und gleichzeitig diese Immunzellen in das Gehirn locken.

Vier Hypothesen

Es gibt mehrere Hypothesen für die Ursachen von Long-Covid, die mit dem Gehirn assoziiert sind und die derzeit diskutiert werden:

- Die geradlinigste Erklärung wäre, dass bei einem schweren Verlauf mit künstlicher Beatmung das Gehirn über einen längeren Zeitraum nicht ausreichend mit Sauerstoff versorgt wurde. Dies kann vor allem deshalb zum Absterben von Neuronen und Gliazellen führen, weil das Gehirn zwar viel Energie verbraucht, aber selbst keine Energie speichert und damit schon nach einer relativ kurzen Zeit der Sauerstoffunterversorgung leidet. Da im Gehirn nur in Ausnahmefällen noch neue Neurone gebildet werden können (nur zwei Gehirnregionen sind dazu in der Lage), bedeutet der Verlust an Nervenzellen in größerem Umfang auch einen Verlust an Funktionen, der dann weit über die akute Covid-19-Erkrankung hinaus Einschränkungen im Sprach- und Gedächtnisbereich mit sich bringen kann. Eine daraus resultierende Hirnschädigung könnte das breite Spektrum von Krankheitszeichen zumindest teilweise erklären und spielt bei Patienten, die einen lebensbedrohlichen Verlauf hatten, sicher eine Rolle. Zum Teil kann sich das Gehirn trotzdem nach Wochen und Monaten von diesem Schaden erholen, auch wenn keine neuen Nervenzellen gebildet werden können. Denn Neurone sind in der Lage, neue Synapsen zu bilden, sie können gewissermaßen neue Netzwerke anlegen und so alte Funktionen wieder herstellen.

- Ein bisher wenig diskutiertes, aber in meinen Augen weiteres realistisches Szenario: Dem Hippocampus – eine von zwei Gehirnregionen, in denen prinzipiell neue Neurone gebildet werden können (adulte Neurogenese) – könnte die Luft ausgehen, wenn das Gehirn mit Sauerstoff und Energie unterversorgt ist. Dieser »neuronale Jungbrunnen« stellt dann möglicherweise in Zeiten des Mangels die Neubildung von Neuronen ein. Gleiches geschieht übrigens auch unter extremer Stressbelastung. Es konnte inzwischen – und das ist in diesem Kontext relevant – gezeigt werden, dass die adulte Neurogenese wichtig ist für Lern- und Gedächtnisvorgänge. Ein Teil der Gedächtnisausfälle bei schwer erkrankten Covid-19-Patienten könnte daraus resultieren, dass diese Form der Gedächtnisbildung, die von neuen Neuronen abhängt, entfällt. Die gute Nachricht wäre dann, dass sich die Neubildung von Nervenzellen wieder dem Normalniveau annähert, wenn sich die Energie- und Sauerstoffversorgung stabilisiert. Unterstützen kann man das als Patient übrigens, wenn man vorsichtig wieder anfängt, sich mehr zu bewegen und Sport zu treiben. Auch Spaziergänge helfen schon, denn sie fördern generell die Durchblutung und regen nachweislich die Neubildung und den Einbau von Neuronen in bestehenden hippocampalen Netzwerken an.

- Long-Covid trifft nicht nur schwer erkrankte Covid-19-Patienten – und die gehirnassoziierten Symptome sind auch nach milden Verläufen einer Corona-Infektion die häufigsten. Das bedeutet, eine schwere Covid-19-Erkrankung kann nicht der alleinige Grund für die vielen Long-Covid-Fälle mit neurologischen Symptomen sein. Eine mögliche Erklärung für diese Auswirkungen wäre, dass das Gehirn selbst mit SARS-CoV-2 infiziert und Nerven- oder Gliazellen direkt geschädigt wurden. Es ist dann einfach viraler Zufall, ob das Gehirn auch befallen wird oder nicht – und je nachdem, welche Gehirnareale infiziert wurden, sind eher Gedächtnis- oder Konzentrationsprobleme, Sprachschwierigkeiten oder Geruchs-/Geschmacksausfälle die Folge. Dies ist sicher eine valide und zutreffende Hypothese, aber direkte Infektionen des Gehirns betreffen offenbar nur einen kleineren Teil der Patienten. In Autopsien von verstorbenen Covid-19-Patienten ließ sich bis heute nur in relativ seltenen Fällen Virus-RNA direkt im Gehirn nachweisen.
- Die neurologischen Ursachen der meisten Patienten müssen also eine andere Ursache haben, und wahrscheinlich liegt die in der Reaktion des Immunsystems auf die Infektion. Entsprechend hält eine weitere Hypothese Long-Covid für einen immunologischen Kollateralschaden, ähnlich dem, wie er auch in anderen Organen – vermutlich als Folge eines sogenannten Zytokinsturms – zu beobachten ist. Neueste

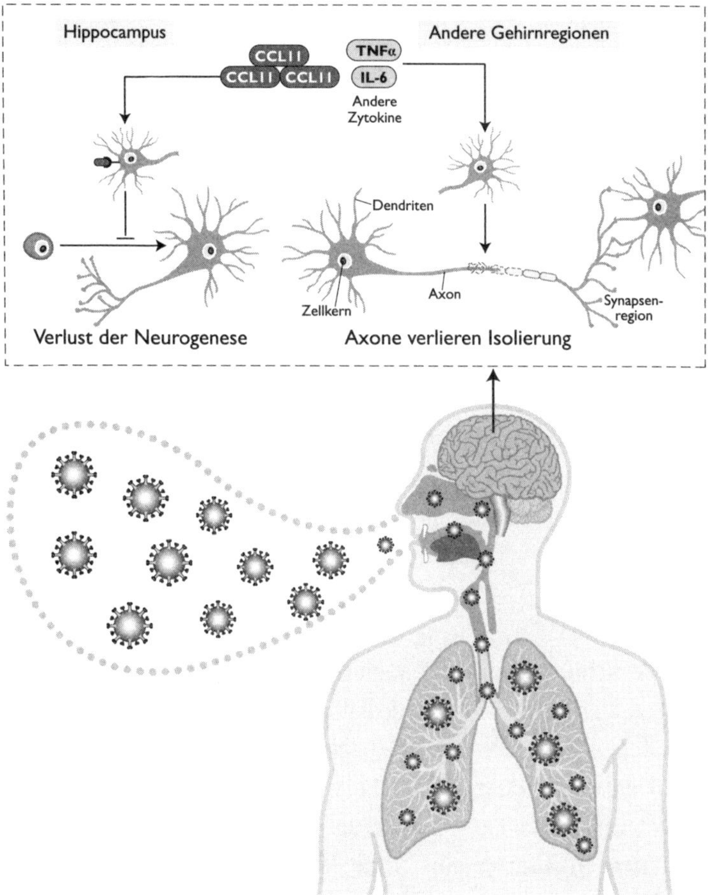

Abb. 7: Mögliche Ursache des Gehirnebels und anderer neurologischer Symptome: Schon eine akute leichte COVID-19-Infektion der Atemwege kann zu einer chronischen Neuroinflammation führen, indem Mikrogliazellen über Zytokine (dazu gehört auch CCL2) aktiviert werden. Eine starke Aktivierung der Mikroglia verhindert dann die Neubildung von Nervenzellen (adulte Neurogenese) im Hippocampus und führt zu einem teilweisen Verlust der Isolierung von Axonen.

Forschungsergebnisse von der Arbeitsgruppe um Michelle Monje an der Standford Universität konnten zeigen, dass SARS-CoV-2 kognitive Beeinträchtigungen wie Gehirnnebel hervorruft, die vergleichbar sind mit Symptomen und Phänomenen, die man nach einer Krebs-Chemotherapie beobachtet und die von Neurologen als »Chemobrain« bezeichnet wird (s. Abb. 7). Das lässt vermuten, dass in beiden Fällen (Chemotherapie und Long-Covid) eine übermäßige Entzündung dieselben Gehirnzellen und -prozesse schädigt. Die Entdeckung stützt sich auf Studien an Mäusen mit leichter SARS-CoV-2-Infektion und postmortalem menschlichem Gehirngewebe. Wichtig ist hierbei, dass selbst eine leichte SARS-CoV-2-Infektion eine ausgeprägte Entzündung im Gehirn verursachen kann, die die Gehirnzellen dysreguliert und zu kognitiven Beeinträchtigungen führt, vergleichbar mit den gut untersuchten neuroinflammatorischen Prozessen nach einer Chemotherapie.

Aktuelle Forschung

Zwei Forschungsgruppen haben Indizien zusammengetragen, die belegen, dass die zweite und dritte Hypothese vermutlich beide zutreffen. Demnach wäre die »Neuro-Covid-Form« von Long-Covid entweder eine direkte Folge der Infektion von Zellen im Gehirn mit SARS-CoV-2 oder die eines im Gehirn auf Abwege geratenen Immunsystems. Eine Gruppe von Wissenschaftlern um Eric Song von der Abteilung für Immunbiologie der Yale School of Medicine in New Haven, Connecticut, wollte grundsätzlich klären, ob SARS-CoV-2 in Gehirnzellen eindringen kann und welche Rezeptoren dafür vorhanden sein müssen. Dazu nutzten sie sogenannte Gehirnorganoide – im Labor aus Nervenzellen gezüchtete, dreidimensionale, gehirnähnliche Strukturen, manchmal auch »mini-brains« genannt. Die Forscher konnten zeigen, dass SARS-CoV-2 in Nervenzellen, die den ACE2-Rezeptor aufweisen, eindringen kann. Das führt zu Funktionsstörungen sowohl in den infizierten Neuronen als auch in benachbarten Nervenzellen sowie den Gliazellen. Wurde der ACE2-Rezeptor, über den das Virus normalerweise in die Zellen eindringt, auf der Oberfläche der gezüchteten Neuronen blockiert, waren die Nervenzellen gegen eine Infektion resistent. Mithilfe von genetisch veränderten Mäusen, die eine hohe Dichte von ACE2-Rezeptoren auf der Oberfläche ihrer Neuronen aufwiesen, zeigten die Forscher, dass SARS-CoV-2 mit höherer Wahrscheinlichkeit in eine Nervenzelle eindringt, wenn mehr ACE2-Rezeptoren auf der Zelloberfläche sitzen.

Zusätzlich untersuchte die Forschungsgruppe die Gehirne von drei an Covid-19 verstorbenen Patienten systematisch auf die Präsenz des Virus im Gehirn. Mithilfe einer speziellen Färbetechnik ließ sich das Spike-Protein des Virus tatsächlich im Inneren einiger Neuronen nachweisen. Allerdings unterschied sich die von einer Infektion betroffene Gehirnregion von Patient zu Patient.

Eine Gruppe von Immunologen hat einen komplett anderen Ansatz gewählt, um den neuronal induzierten Symptomen von Long-Covid auf die Spur zu kommen. Sie entnahmen Gehirnflüssigkeit (Liquor) im Bereich der Lendenwirbelsäule von Patienten und isolierten die sich darin befindlichen Immunzellen. Daraus analysierten sie sämtliche RNA-Moleküle.

■ **RNA-Moleküle** (**R**ibo**n**ukleins**ä**ure, RNS, engl. *ribonucleic acid,* RNA) dient in Zellen mit einem Zellkern dazu, den genetischen Code der DNA aus dem Zellkern zu transportieren, damit dieser Code dann an miniaturisierten Proteinmanufakturen (Ribosomen) in Proteine übersetzt werden kann. RNA ist einsträngig und kann bei einigen Viren, wie SARS-CoV-2, auch statt DNA den genetischen Code selbst beinhalten.

Diese Methode verschafft den Forschern ein Bild davon, welche Proteine in einer Zelle gerade benötigt werden. Mit dem Verfahren lassen sich präzise komplexe Aktivitätsmuster von Immunzellen erkennen. Die aus dieser Analyse resultierenden Proteinmuster der Immunzellen der Long-Covid-Patienten wurden sowohl mit Signaturen von Immunzellen bei nichtentzündlichen Gehirnerkrankungen als auch mit bekannten Krankheiten des Gehirns verglichen, wie der Multiplen Sklerose (MS) oder der viralen Enzephalitis. Von beiden ist bekannt, dass sie eine starke Neuroinflammation hervorrufen. Die Ergebnisse waren überraschend: Sogenannte erschöpfte T-Zellen, ein normalerweise nicht vorhandener Funktionstyp von T-Lymphozyten, waren im Liquor der Long-Covid-Patienten mit neuronaler Symptomatik in großer Zahl vorhanden. Im Liquor der Kontrollgruppe kam dieser Zellzustand dagegen nicht vor.

■ Die **erschöpften T-Zellen** gehören zu der Gruppe, deren Aufgabe es ist, die Abwehr einer Virusinvasion zu koordinieren. Sie werden als erschöpft bezeichnet, weil sie offensichtlich ihr Repertoire an abwehrassoziierten molekularen Maßnahmen ausgeschöpft haben und im übertragenen Sinne mit ihren Kräften am Ende sind.

Bei einem anderen Zelltyp des Immunsystems, den Monozyten, zeigte sich ein ähnliches Phänomen. Diese Zellen sind ebenfalls ein wichtiger Bestandteil des Immunsystems und differenzieren sich im Verlauf einer Immunantwort stetig weiter. Aber genau das Gegenteil war bei den Monozyten der Long-Covid-Patienten der Fall: Diese Immunzellen waren quasi in ihren ursprünglichen, undifferenzierten Zustand zurückgekehrt. Die Autoren interpretieren ihre Befunde dahingehend, dass dem fein abgestimmten immunologischen Orchester die »Partitur«, der Aktionsplan quasi, abhandengekommen sei und sich das Immunsystem durch ineffizienten »Aktionismus« an den Rand der Erschöpfung bringe. Ein Rätsel bleibt, warum sich die immunologischen Abwehrkräfte so stark verausgaben, wenn offensichtlich nur verhältnismäßig selten SARS-CoV-2 in Neurone eindringt.

POTS-Syndrom: Herzrasen nach Covid-19

Intermezzo: Herzrasen nach mildem Verlauf

Eine junge Kollegin in Bonn hatte es mit einer milden Covid-19-Erkrankung erwischt. Die böse Überraschung kam erst, als die Infektion abklang und der Schnelltest nach neun Tagen negativ war. Als die Quarantäne zu Ende war und der Weg zurück ins Labor anstand, stellten sich neue Symptome ein: Statt Fieber, Hals- und Gliederschmerzen schlich sich eine unglaubliche Müdigkeit ein, die ihr für einige Tage das Verlassen des Hauses unmöglich machte. Zum Glück war es nur ein kurzer Anflug einer beginnenden Fatigue-Erkrankung, die Symptome waren nach wenigen Tagen verschwunden, allerdings war der Long-Covid-Spuk nicht vorbei. Als die junge Frau aufstehen und gehen wollte, begann bei jeder Lageveränderung das Herz zu rasen, und oft stellte sich dazu Schwindel ein. Diese Symptome blieben für Monate erhalten. Ein Besuch beim Kardiologen ergab nichts Besorgniserregendes und auch alle anderen Labortests blieben negativ. Die Patientin musste sich sagen lassen, dass sie wohl eine Angststörung habe. Erst Wochen später stellte ein Arzt die richtige Diagnose: Sie hatte ein POTS-Syndrom entwickelt.

Menschen, die an Long-Covid erkrankt sind, zeigen häufig Symptome einer POTS-Erkrankung.

- **POTS** ist die Abkürzung für **p**ostural **o**rthostatic **t**achycardia **s**yndrome. Wobei postural sich auf die Haltung des Körpers bezieht, orthostatisch auf das aufrechte Stehen und Tachykardie auf die erhöhte Herzfrequenz. Syndrom bedeutet: eine Gruppe von Symptomen.

Eine unkontrollierte Steigerung der Herzfrequenz (Herzrasen) erleben viele Patienten nach einer Covid-19-Infektion, aber bei

POTS handelt es sich nicht um ein Problem am Herzen selbst. Dem Syndrom liegt vielmehr eine Störung des autonomen Nervensystems zugrunde, das die Herzfrequenz und den Blutfluss reguliert. Kommt es aus dem Takt, kann es eine hohe Herzfrequenz verursachen, allein wenn man versucht aufzustehen und sich zu bewegen. Doch es kann auch zu Müdigkeit, Herzklopfen und anderen Beschwerden führen. Betroffene können einen Großteil des Tages nur einer sitzenden Tätigkeit nachgehen.

■ Das **autonome Nervensystem (ANS)** ist, wenn man so will, der verlängerte Arm des Hirnstammes in den Körper hin. Es steuert fast alle Organe, ohne dass uns dies bewusst ist. Das autonome Nervensystem besteht aus zwei großen Zweigen, die meist gegenläufig innere Organe ansteuern: dem sympathischen und dem parasympathischen Anteil. Gesteuert werden so Herz- und Atemfrequenz, Verdauung, Speichelproduktion, Schwitzen, Pupillenweite, Blasenentleerung und Darmmobilität. Eine höhere Aktivität im Sympathikus hat in der Regel eine anregende und mobilisierende Wirkung, eine höhere Aktivität im Parasympathischen wirkt eher dämpfend und beruhigend. Beide Systeme müssen perfekt aufeinander abgestimmt sein, damit der Körper adäquat auf unterschiedliche Belastungen reagiert.

POTS wird als eine Form der Dysautonomie bezeichnet, damit ist eine Störung des autonomen Nervensystems gemeint. Ist dieses geschädigt, reguliert es Herzfrequenz, Blutdruck, Schwitzen und Körpertemperatur nicht mehr adäquat. Ein weiteres Merkmal von POTS ist Schwindel beim Aufstehen oder bei Lageveränderungen.

Bei den meisten Patienten mit POTS ist die Funktionalität des Herzens selbst normal. Die POTS-Symptome entstehen durch eine Kombination der folgenden Faktoren:

- geringere Menge an Blut im Kreislauf
- übermäßige Blutansammlungen unterhalb des Herzens bei aufrechter Haltung
- erhöhte Werte bestimmter Hormone wie Adrenalin und Noradrenalin

Der Grund für diese Phänomene: Wenn wir stehen, zieht die Schwerkraft mehr Blut in die untere Körperhälfte. Um sicherzustellen, dass eine ausreichende Menge Blut zum Gehirn gelangt, aktiviert der Körper bei einem gesunden Menschen mehrere Reaktionen über das autonome Nervensystem. Eine dieser Reaktionen ist die Ausschüttung von Hormonen, die dazu beitragen, die Blutgefäße zu verengen, und die eine leichte Erhöhung der Herzfrequenz bewirken. Dies führt zu einer besseren Durchblutung des Herzens und des Gehirns. Sobald das Gehirn ausreichend mit Blut und Sauerstoff versorgt wird, normalisieren sich diese Reaktionen wieder, ebenfalls gesteuert vom autonomen Nervensystem.

Bei Menschen mit POTS reagieren die Blutgefäße aus unklaren Gründen, die von Person zu Person unterschiedlich sein können, nicht effizient auf das Signal zur Verengung, oder die Signale aus dem autonomen Nervensystem funktionieren nur unzureichend. Je länger die Betroffenen aufrecht stehen, desto mehr Blut sammelt sich in der unteren Körperhälfte. Dies führt dazu, dass nicht genügend Blut zum Gehirn zurückfließt, was sich durch Schwindel, Gehirnnebel und Müdigkeit bemerkbar machen kann. Da das autonome Nervensystem unter diesen Bedingungen weiterhin Adrenalin und Noradrenalin freisetzt, um die Blutgefäße zu verengen, erhöht sich die Herzfrequenz weiter. Das kann Zittrigkeit, heftige oder übersprungene Herzschläge und Schmerzen in der Brust verursachen.

Im Alltag sind die POTS-Beschwerden sehr unangenehm, jedoch nicht unmittelbar gefährlich. Langsames Aufrichten und Festhalten beim Aufstehen können stabilisierend wirken. Allerdings sind für viele Menschen der Weg zur Arbeit und das Arbeiten selbst, vor allem in handwerklichen Berufen, fast unmöglich.

Weitere unterstützende und einfach umzusetzende Maßnahmen zur Symptomlinderung bei POTS: ausreichend Flüssigkeit – über den Tag verteilt 2–3 Liter, am besten Wasser –, hinreichende Elektrolyt-Zufuhr (Mineralstoffe, Spurenelemente, Salze), das Tragen von oberschenkellangen Kompressionsstrümpfen und bestimmte Übungen für die Beinmuskulatur, die auch im Sitzen oder Liegen ausgeführt werden können.

Psychische Probleme und suizidale Gedanken

Psychische Probleme wie Angstzustände und Depressionen haben schon allein aufgrund der schwierigen Pandemiebedingungen in den letzten Jahren zugenommen. Die WHO stellte in weltweiten Erhebungen eine Zunahme dieser Erkrankungen um 25 % fest. In einem noch stärkeren Ausmaß betreffen solche psychischen Leiden aber Long-Covid-Patienten. Weil sie sich in einer ausweglosen Endlosspirale aus Schmerzen und/oder Fatigue sehen – und möglicherweise auch, weil ein durch entzündliche Prozesse verändertes Gehirn anfälliger für eine Depression ist. Dies haben bereits Studien gezeigt, die unabhängig von Covid-19 in früheren Jahren durchgeführt wurden.

In diesem Zusammenhang ist ein Krankheitsbild besonders ernst zu nehmen: suizidale Gedanken und die Gefahr, diese auch in die Tat umzusetzen. Auch das ein Thema, das zunächst in Selbsthilfegruppen in den USA aufgegriffen wurde. So fragte die Initiatorin einer Long-Covid-Gruppe die Mitglieder, ob sie Selbsttötungsgedanken hätten. Natürlich ist dies keine kontrollierte wissenschaftliche Studie, doch die Antworten lassen trotzdem aufhorchen: Denn während man wusste, dass 4 % der erwachsenen US-Bevölkerung in letzter Zeit solche Gedanken hatten, waren es bei Long-Covid-Betroffenen im Jahr 2021 18 %.

Als die Umfrage bei der gleichen Gruppe 2022 wiederholt wurde, waren es sogar über 40 %, die in letzter Zeit über Suizid nachgedacht hatten. Dies hängt sicher auch damit zusammen, dass viele nicht in der Lage sind, zu arbeiten, zur Schule zu gehen oder überhaupt ihr Zuhause regelmäßig zu verlassen. Hinzu kommt, dass die Betroffenen nicht nur um ihr früheres Leben trauern, sondern zum Teil auch an erheblichen Schmerzen leiden. Gleichzeitig gibt es noch keine Therapie für ihre Beschwerden und oft wenig Verständnis in ihrem Umfeld.

Wissenschaftlich objektiviert zeigen Statistiken zu Long-Covid, dass die psychische Gesundheit massiv leidet. In einem Artikel in *eClinical Medicine* wurde berichtet, dass 88 % der Long-Covid-Patienten in den ersten sieben Monaten ihrer Erkrankung unter irgendeiner Form von Stimmungsschwankungen oder emotionalen Problemen litten. Etwas genauer erfasst dies eine Studie von 2022, die in der Fachzeitschrift *BMC Psychiatry* veröffentlicht wurde. Hiernach hatten Menschen, die an Long-Covid erkrankt waren, etwa doppelt so häufig psychische Probleme wie Depressionen, Angstzustände oder posttraumatische Belastungsstörungen entwickelt wie Menschen ohne Long-Covid. Eine weitere 2022 veröffentlichte Studie wies in dieselbe Richtung wie die oben genannte Selbsthilfegruppen-Befragung: Long-Covid-Patienten hatten doppelt so häufig Suizidgedanken wie Menschen, die zwar auch infiziert worden waren, aber kein Long-Covid entwickelt hatten.

In diesem Kontext lohnt ein vertiefter Blick in den Zusammenhang von Long-Covid, Suizid und psychischen Problemen. Dabei stellt sich heraus, dass die Studienlage erstaunlich komplex ist. Während einige Menschen aufgrund der Long-Covid-Diagnose Depressionen, Angstzustände oder andere psychische Probleme entwickeln, leiden andere unter so starken körperlichen Symptomen (etwa Schmerzen oder Fatigue), dass sie zusätzlich depressive Symptome entwickelten.

Wie oben beschrieben, hat SARS-CoV-2 gut dokumentierte negative Auswirkungen auf das Gehirn, was die psychologischen und neurologischen Symptome erklären könnte. Vor allem haben Untersuchungen betroffener Menschen ergeben, dass Entzündungen und anhaltende zelluläre Anomalien in ihren Gehirnen vorliegen. Neben der für die Psyche ungünstigen Ausgangslage – einer bedrohlichen oder gar ausweglosen Situation – liegt also eine Veränderung in der Biochemie des Gehirns vor, die tiefgreifende Auswirkungen haben kann und möglicherweise bis hin zu suizidalen Gedanken und Verhalten führt.

Jüngsten Forschungsergebnissen zufolge leiden zudem zwischen 20 und 40 % der Long-Covid-Patienten unter Schlafstörungen, abhängig von Alter, Geschlecht und Virusvariante. Zum Vergleich: Nach Angaben der Deutschen Gesellschaft für Schlafforschung und Schlafmedizin (DGSM) klagen 6 % der Deutschen über chronische und 20 % über gelegentliche Schlafstörungen. Schlafstörungen werden, wenn sie massiv auftreten, mit Suizidgedanken in Verbindung gebracht.

Auch weil das medizinische System dieser Komplexität oft nicht gerecht wird, werden viele Patienten mit chronischen Krankheiten falsch diagnostiziert oder mit Etiketten versehen, die nicht die ganze Realität ihres Zustands erfassen. Ein Teil der Schwierigkeiten in der Behandlung von Long-Covid-Patienten besteht darin, dass bei uns, ebenso wie in den USA, Krankheiten in der Regel entweder als körperlich (physisch) *oder* geistig (psychisch) betrachtet werden. Doch neurologische, also organische, Ursachen von Erkrankungen können durchaus mit psychiatrischen, also geistigen, verwoben sein. Ein Beispiel dafür ist das hier bereits beschriebene Chronische Fatiguesyndrom. Bis vor wenigen Jahren, und manchmal auch noch heute, glaubten viele Ärzte weithin und fälschlicherweise, dass die Symptome der Patienten vor allem psychischer Natur seien. Auch heute noch werden bei ME/CFS-Patienten häufig psychische Probleme fehldiagnostiziert, weil viele Ärzte diese Krankheit nicht verstehen. Untersuchungen zeigen, dass Suizid bei Menschen mit ME/CFS überproportional häufig ist.

Was wir also brauchen, ist, dass Ärzte, Psychotherapeuten und Psychiater ein besseres Verständnis dafür entwickeln, was Menschen mit Long-Covid oder anderen ähnlichen chronischen Krankheiten hilft – und was nicht. Ansätze wie die kognitive Verhaltenstherapie, die sich auf die Veränderung von Denkmustern konzentriert, sind für Patienten mit sehr realen körperlichen Symptomen oft nicht hilfreich, sie brauchen eher Mittel, die das Immunsystem dämpfen oder den Energiestoffwechsel von Neuronen wieder stabilisieren.

Diese Unzulänglichkeiten weisen nicht zuletzt auf ein strukturelles Problem in unserem medizinischen System hin, das physische und psychologische Probleme oft getrennt behandelt statt ganzheitlich. Somit bietet sich durch Long-Covid auch eine Chance für unser Gesundheitssystem, sich weiterzuentwickeln und einige der systemischen Probleme zu lösen, die unter der Oberfläche klassischer medizinischer Fächerzuordnung liegen.

Kapitel 3: Auf der Suche nach den Ursachen – Forschung zu Long-Covid

»Die Long-Covid-Patienten sind frustriert. Ihre Ärzte glauben ihnen nicht, und so werden sie an Psychologen überwiesen. Diesen Leuten einfach sagen zu können, dass sie eine echte Krankheit haben – das wäre wirklich sinnvoll.«

Aaron Ring, Immunologe an der Yale School of Medicine, USA, zitiert nach: Roxanne Khamsi, Rogue antibodies could be driving severe COVID-19, Nature, Vol. 590, 19. Januar 2021, S. 31

In dem Dokumentarfilm »Powers of Ten« aus dem Jahr 1977 zieht sich der Fokus von einem Paar beim Picknick an einem See immer weiter zurück und zeigt zunächst den gesamten Park, dann die weitere ländliche Umgebung, die gesamte Erde, das Sonnensystem und schließlich das gesamte Universum. Ich erzähle das hier, weil erst ein sich erweiterndes Blickfeld die Größenordnung und das Ausmaß der Dinge und des Raumes, der uns umgibt, verdeutlicht. Die Fragilität unseres Planeten lässt sich in gewisser Hinsicht aus einem größeren Betrachtungswinkel heraus besser verstehen. Ähnlich müsste man in meinen Augen auch vorgehen, um sowohl den Verlauf einer akuten Covid-19-Erkrankung als auch Long-Covid zu verstehen. Den Blick zu erweitern, um die Komplexität der Krankheit zu begreifen, einordnen zu können und nichts zu übersehen, scheint mir unabdingbar.

Wir brauchen einen neuen Krankheitsbegriff

Vor allem müssen wir, um zu ergründen, wie es zu Long-Covid kommt, als Erstes neu definieren, was krank macht und was die korrespondierende Krankheit ist. Das scheint eine absurde Frage zu sein, natürlich wissen wir alle, was eine Krankheit ist und wie sie sich anfühlt. Gerade bei Infektionen weiß man heute, im Unterschied zur Pandemie 1918, dass es Viren gibt (!) und was Pathogene sind. SARS-CoV-2 infiziert uns, kapert Körperzellen – besonders in der Lunge – und macht uns krank. Doch diese Betrachtungsweise greift zu kurz, der Fokus unseres Blicks ist auf einen zu kleinen Bereich der Wirklichkeit eingestellt. Und zwar so klein, dass man die Ursachen für schwere Verläufe bei akuten Covid-19-Erkrankungen nicht identifizieren kann und – für uns hier wesentlich – die Ursachen für Long-Covid immer noch mysteriös erscheinen.

Doch es tut sich etwas: Inzwischen ist die Suche nach den Ursachen von Long-Covid mit einem erweiterten Blick in vollem Gange. Hier sollen erste Einblicke gegeben werden. Zunächst ist es wichtig zu verstehen, dass Long-Covid ein Überbegriff für eine Gruppe verschiedener Erkrankungen ist, ähnlich wie der Begriff »Demenz« Dutzende Formen des kognitiven Verfalls bei alternden Gehirnen beschreibt und eine Alzheimer-Demenz eine andere Ursache und einen anderen Verlauf hat als eine vaskuläre Demenz oder eine Frontotemporale Demenz (FTD). Der erste größere Betrachtungsrahmen, den man für Long-Covid wählen kann, ist die immunologische Vorgeschichte der Patienten vor der Infektion, inklusive ihrer Risikoerkrankungen und Autoimmunitäten.

Patientengruppen unterscheiden

Zur Abgrenzung und Schärfung des Begriffs Long-Covid ist es zunächst hilfreich, drei Ursachen der Symptome zu unterscheiden, die einigermaßen klar durch den akuten Krankheitsverlauf bedingt sind:

Organschäden: Durch die akute Covid-19-Erkrankung kann ein sichtbarer Organschaden entstehen, vor allem an der Lunge, am Herzen, der Niere und dem Gehirn, zum Teil auch verursacht durch eine Sauerstoffunterversorgung während des Aufenthaltes auf einer Intensivstation. Die Folgen können über Wochen oder Monate erhalten bleiben und fallen damit in das Spektrum von Long-Covid. Hier sind Ursachen und Behandlungsansatz klar: Man muss den Gewebe-/Organschaden identifizieren und versuchen, ihn therapeutisch zu beheben.

Verstärkung von Vorerkrankungen/-schäden: Zweitens gibt es die Patientengruppe, bei der die Infektion bereits bestehende psychische Probleme oder Organschäden wieder ausgelöst oder verstärkt hat. Zu dieser Gruppe gehören beispielsweise Demenzpatienten, deren beginnende Demenz durch die Infektion mit SARS-CoV-2 beschleunigt und verstärkt wird.

Beschwerden mit unklaren Ursachen: Die dritte Gruppe bilden die Long-Covid-Patienten, bei denen die Ursache der lang anhaltenden Symptome unklarer ist und sie weder durch die Schwere des akuten Infektes noch durch eindeutige Organschäden noch durch bekannte Vorerkrankungen definiert sind. Bei ihnen finden sich sehr oft eine starke Fatigue mit großer Einschränkung der Alltagsaktivität und Verschlechterung ihres Zustandes nach Überanstrengung, Probleme mit der Kreislaufregulation und kognitive Schwierigkeiten – die meisten Ursachen sind bei dieser Gruppe neuronaler Natur, liegen also im Gehirn und im autonomen, peripheren Nervensystem.

Auch diese dritte Gruppe ist nicht homogen, sondern sollte mindestens in folgende Subgruppen unterteilt werden, will man die Suche nach Krankheitsursachen und nach möglichen Therapien spezifizieren:

- Ein Teil der Patienten zeichnet sich durch eine »Bewegungsintoleranz« aus, d. h. die Betroffenen fühlen sich schon bei kleinen Aufgaben, die körperliche Aktivität erfordern, außer Atem und erschöpft.
- Eine weitere Untergruppe ist am besten charakterisiert durch kognitive, also gehirnassoziierte Beschwerden in Form von Gehirnnebel, Gedächtnis-/Konzentrationsproblemen, massiven Schlafproblemen, Beeinträchtigung des Geruchssinns und Kopfschmerzen.
- Eine dritte Fraktion hat Probleme mit dem autonomen peripheren Nervensystem, das Funktionen wie Herzschlag, Atmung und Verdauung kontrolliert. Diese Patienten leiden unter Symptomen wie Herzklopfen und Schwindelgefühl. Krankhafte Veränderungen des autonomen Nervensystems sind als Dysautonomie bekannt, ein Oberbegriff für eine Vielzahl von Syndromen. Seit Beginn der Pandemie ist eine deutliche Zunahme von Dysautonomie-Fällen zu verzeichnen. David Putrino, Leiter der Abteilung für Rehabilitationsmedizin am Mount Sinai Hospital in New York, berichtete, dass ein erheblicher Anteil der Menschen, die sich in seiner Klinik mit Long-Covid vorstellen, »dysautonomieähnliche« Symptome aufweisen, ohne dass man die zugrunde liegenden Ursachen kennt.

Auf der Suche nach den Ursachen

Eine dringende Frage, die sich für Patienten wie Forschung stellt, ist, wie es überhaupt dazu kommt, dass durch eine SARS-CoV-2-Infektion bzw. die Covid-19-Erkrankung Long-Covid ausgelöst wird. Besonders überraschend ist das, wenn ein milder Verlauf der eigentlichen Infektion vorausging. Wie eine aktuelle Studie 2022 aus JAMA Network Open zeigt, sind auch Jugendliche betroffen: 5 % der jungen Infizierten hatten noch 90 Tage nach der Erstinfektion eine höhere Wahrscheinlichkeit, mit Fatigue, Schmerzen oder fiebrigen Immunreaktionen einen Arzt oder eine Klinik wegen dieser Long-Covid-Beschwerden aufzusuchen.

Auf der Grundlage der oben genannten Symptommuster und verschiedener Labortests konzentrieren sich die Ärzte auf unterschiedliche mögliche biologische Erklärungen für Long-Covid.

Blutgerinnsel

Eine zentrale Vermutung zu den Ursachen von Long-Covid ist, dass SARS-CoV-2 bei einigen Patienten die Zellen schädigt, die die Blutgefäße auskleiden, entweder durch direkte Infektion oder durch Entzündung und Thrombenbildung. So konnte bei Stichproben gezeigt werden, dass Zellen und Gewebe, die den Blutfluss kontrollieren, geschädigt sind und die Gerinnungsneigung des Blutes verstärkt ist. Winzige Blutgerinnsel, die von der Viruserkrankung übrig geblieben sind oder durch deren Folgen noch verstärkt werden, könnten den Blutkreislauf des Körpers langfristig einschränken, mit verheerenden Auswirkungen auf das Gehirn bis hin zu den Nieren.

Methodisch ist der Nachweis dieser Ursache sehr aufwendig, denn man braucht, um Mikrothromben im Körper zu detektieren, hochentwickelte medizinische Bildgebungsverfahren, sogenannte SPECT-CT-Scanner. Sie kombinieren zwei verschiedene Methoden: ein Computertomografie-Verfahren, für das eine minimal radioaktive Substanz in die Venen injiziert wird, um Bilder des Blutflusses der erkrankten Person zu liefern, und einen Standard-CT-Scan für Informationen über die Organstruktur, z. B. die Lunge. Durch die Kombination dieser beiden Verfahren können Ärzte erkennen, welche Teile eines Organs nicht normal durchblutet werden. Ist der Blutfluss in bestimmten Bereichen reduziert, kann dies beeinflussen, wie viel Blut in das Gehirn gelangt und wie gut es mit Sauerstoff versorgt wird. Eine Minderversorgung könnte zum Beispiel den Gehirnnebel erklären.

Die Theorie der hartnäckigen Mikrothromben wurde im Sommer 2021 weiter erhärtet, als Resia Pretorius, Physiologin an der Universität Stellenbosch in Südafrika, und ihre Kollegen einen Bericht veröffentlichten, dass bei Long-Covid-Patienten viele Monate nach einer Infektion noch Blutgerinnsel und entzündete Gefäße vorhanden sind. Ihr Team fand bei Personen mit Long-Covid im Gegensatz zu Vergleichsgruppen mit gesunden Menschen oder Typ-2-Diabetikern Anzeichen für eine übermäßige Blutgerinnung.

Durch eine Kombination aus Thrombenbildung und Entzündungen können bei Long-Covid-Patienten auch Teile des autonomen Nervensystems geschädigt werden, was die Symptome der Dysautonomie, wie die des POTS-Syndroms, erklären könnte. Das Gehirn ist in Bezug auf seine Energieversorgung speziell. Es generiert Energie ausschließlich durch die Verstoffwechselung von Sauerstoff und Glukose aus dem Blut. Hinzu kommt, dass das Gehirn selbst keine Energievorräte speichert; es braucht also einen konstanten Zustrom von Energieressourcen, und das 24 Stunden am Tag. Und doch ist es in Relation zu unserem Gewicht unser Energiefresser Nummer eins! Es macht zwar nur 2 % unseres Körpergewichts aus, aber es verbraucht 15–20 % der Kalorien, die wir täglich zu uns nehmen – und das über 24 Stunden am Tag. Es ist also nicht verwunderlich, dass das Gehirn so sensibel reagiert, wenn beispielsweise die Blutsättigung sinkt oder kleine, verästelte Blutgefäße durch Thromben verstopft werden – oder wenn eine Entzündung entsteht, bei der Perizyten (spezialisierte Epithelzellen, die feine Blutgefäße auskleiden) von SARS-CoV-2 infiziert werden.

Wenn die Perizyten zudem verkleben, ziehen sich zu allem Überfluss auch noch die Kapillaren zusammen und schränken den Blutfluss weiter ein. Das Gehirn ist von einer immensen Anzahl dieser kleinsten Blutgefäße durchzogen, sodass keine Nervenzelle mehr als 40 Mikrometer von einem Blutgefäß entfernt sitzt – also nicht weiter, als ein Haar dick ist. Wir erinnern uns: Das Gehirn bildet keine energetischen Rücklagen. Es speichert also selbst keine Energie und kann so kurzfristige Engpässe in der Blutversorgung nicht ohne Funktionsverlust kompensieren.

Die Folgen können verheerend sein: Bleiben Neurone dabei komplett unterversorgt, sterben sie ab. Wenn Blutgefäße durch Thromben und Verklebungen der Perizyten verstopfen, kann es zu einem Schlaganfall kommen, der zum Absterben ganzer Hirnregionen führt. Tatsächlich ist das Schlaganfallrisiko nach einer überstandenen SARS-CoV-2-Infektion selbst zwölf Monate nach dem Infekt noch um 52 % erhöht. Das bedeutet, dass von 1000 Probanden vier Menschen mehr einen Schlaganfall bekommen, als das in einer nicht infizierten Kontrollgruppe der Fall ist. Darunter auch junge Männer und Frauen ohne Risikofaktoren.

»Es spielt keine Rolle, ob man jung oder alt ist, ob man geraucht hat oder nicht, das Risiko war da.«

Ziyad Al-Aly, Washington University in St. Louis, Missouri, zitiert nach: Saima May Sidik: Heart-disease risk soars after COVID – even with a mild case, Nature Vol. 602, 10. Februar 2022, S. 560

Um Schlaganfälle zu verhindern, könnten Medikamente gegen hohen Blutdruck präventiv verabreicht werden, denn sie weiten kontrahierte Blutgefäße wieder und verbessern dadurch den Blutfluss im Gehirn.

Überschießendes Immunsystem

Eine weitere Hypothese ist, dass ein durch den Angriff des Coronavirus hochgefahrenes und destabilisiertes Immunsystem nicht in der Lage ist, sich selbst in den Leerlauf zurückzuversetzen. In diesem Fall könnten nicht nur chronische Entzündungen, sondern auch Autoimmunerkrankungen ausgelöst werden und die Long-Covid-Symptomatik beeinflussen. Hier zunächst nur eine kurze Einführung, mehr dazu in Kapitel 4.

Um das zu verstehen, werfen wir einen kurzen Blick auf die bekannten Vorgänge bei einer akuten Covid-19-Erkrankung: Zytokinstürme sind schon bei Infektionen mit früheren Coronaviren wie SARS-CoV und MERS-CoV aufgetreten. Daher liegt die Vermutung nahe, dass SARS-CoV-2 sie ebenfalls auslöst. Tatsächlich stellten Ärzte bereits kurz nach Beginn der Pandemie fest, dass Patienten mit einem besonders hohen Risiko für akutes Lungenversagen erhöhte Zytokinwerte zeigen, die mit Entzündungen in Zusammenhang stehen. Als maßgebliche Akteure wurden die zur angeborenen Immunantwort gehörenden Monozyten identifiziert, die in den Blutgefäßen durch den Organismus »patrouillieren«. Sie sind als Erste vor Ort, um Krankheitserreger zu eliminieren oder zu isolieren. Um sicherzustellen, dass die Körperabwehr nicht überreagiert, reguliert der Organismus die Zahl der Monozyten normalerweise streng. Doch diese Kontrolle geht bei schweren Covidfällen offenbar verloren, und es wandern zahlreiche Monozyten und Makrophagen in die Lunge ein. Sie können bleibende Schäden sowohl an der Lunge als auch an anderen Organen hinterlassen, da beide Zelltypen Zytokine in Mengen herstellen, die eine überschießende Entzündungsreaktion auslösen. Patienten, die initial so schwer an Covid-19 erkrankt sind, können viele Monate lang in ihrer Leistungsfähigkeit beeinträchtigt sein.

Für diese Hypothese spricht auch, dass weiße Blutkörperchen, die normalerweise andere Zellen an den Infektionsherden rekrutieren, stark aktiviert waren. Das könnte erklären, warum bei den Patienten die Interferonkonzentration (kurzkettige Proteine, die Entzündungsreaktionen zur Bekämpfung von Viren vermitteln) auch noch acht Monate nach der Infektion extrem hoch war. Die Teilnehmer wiesen auch einen Mangel an inaktivierten T-Zellen und B-Zellen auf. Letztere sind eine Zellpopulation, die normalerweise auf Anweisungen zur Bekämpfung von Krankheitserregern wartet. Insgesamt deutet dies auf eine chronische Entzündung hin, die eine ganz spezifische Aktivierung des Immunsystems (Immunsignaturen) bei Long-Covid-Patienten darstellt. Sie tritt, wie Kontrollstudien gezeigt haben, nicht bei Menschen auf, die zwar mit SARS-CoV-2 oder anderen Coronaviren infiziert waren, aber keine Long-Covid-Symptome haben. In diesem Kontext wird auch untersucht, ob das Risiko einer Long-Covid-Erkrankung minimiert werden kann, wenn direkt zu Beginn einer schweren akuten Covid-19-Erkrankung entzündliche Prozesse gehemmt werden.

Noch ein anderes immunologisch wirksames Signalmolekül kann für die lang anhaltenden Folgen einer SARS-CoV-2-Infektion von Bedeutung sein: das Peptidhormon Bradykinin, das Entzündungsreaktionen auslösen kann. In der Lunge von Covid-19-Patienten konnten »Bradykinin-Stürme« gemessen werden – ähnlich wie bei den Zytokinen. Im Übermaß kann Bradykinin die Blutgefäße stark erweitern und bedrohliche Symptome wie Herzrhythmusstörungen herbeiführen. Es kann den Elektrolyt-Haushalt stören, der für die Herz-Kreislauf-Funktion wichtig ist, und deshalb lang anhaltende Folgen haben. Versuche mit dem Arzneistoff Icatibant, der den Rezeptor von Bradykinin hemmt, stützen die These, wonach niedrigere Spiegel des Peptids mit einem günstigeren Krankheitsverlauf einhergehen und sich sowohl positiv auf die akute Covid-19-Phase auswirken als auch auf das Long-Covid-Risiko.

Generell gilt: Vor allem bei milden Verläufen könnte weniger die Stärke der Immunreaktion entscheidend sein, sondern dass diese Immunreaktion nicht richtig wieder abgestellt wird – über diesen Mechanismus könnten auch milde Verläufe zu Long-Covid führen. Die Dysregulation bestünde darin, dass anfänglich hochregulierte Zytokine (Botenstoffe des Immunsystems) nicht wieder auf ein normales Maß herunterreguliert werden und so in ihrer dauerhaften Erhöhung chronische Entzündungen auslösen können.

Virus»reste« im Körper

Einer weiteren Hypothese zufolge werden einige Patienten das Virus nie vollständig ausscheiden. Sie stecken andere Menschen nicht mehr an, weil das Virus aus Lunge und Nase-Rachen-Raum eliminiert wurde. Aber in ihrem Darm, im Gehirn und möglicherweise auch in anderen Organen können sich noch Viren oder Partikel davon befinden. Möglicherweise beherbergen betroffene Organe eine veränderte Form des Erregers, die sich nur noch sehr eingeschränkt vermehrt und daher mit einem Standardtest für SARS-CoV-2 nicht nachweisbar ist, aber dennoch ein Virusprodukt erzeugt, das das Immunsystem zu bekämpfen versucht. Dass hierbei fast immer nur von im Darm verbleibenden Erregern berichtet wird, hängt vor allem damit zusammen, dass dort Viren am leichtesten nachzuweisen sind. Es muss nicht bedeuten, dass der Darm mehr betroffen ist als das Gehirn oder die Nieren.

Dieses Phänomen der »versteckten Viren« in verschiedenen Organen des Körpers ist bereits von anderen Viren bekannt, darunter Masern, Dengue und Ebola. Bei RNA-Viren, für die SARS-CoV-2 ein Beispiel ist, ist es besonders häufig.

Entscheidend für Long-Covid ist, dass das Virus oder auch nur einige virale Partikel davon möglicherweise so das Immunsystem in chronische Alarmbereitschaft versetzen. Wird das Virus nicht komplett vom Immunsystem eliminiert, kann es nach einer akuten Infektion weiterhin im Körper existieren, und es kommt immer wieder zu Entzündungsreaktionen. Vor allem das Gehirn und Nerven des autonomen Nervensystems sowie Blutgefäße sind dann betroffen.

Mittlerweile ist diese Hypothese experimentell und diagnostisch gut belegt. So wurden bei Tests im Darm von Long-Covid-Patienten tatsächlich Virusbestandteile nachgewiesen. Und nicht nur das, auch die andauernde Immunaktivierung wurde mittlerweile belegt, und zwar über große Mengen an Antikörpern, die anzeigten, dass für das Immunsystem des Betroffenen die Infektion noch akut ist. Außerdem fanden Wissenschaftler in verschiedenen Körperflüssigkeiten und Geweben das Virus oder Bestandteile davon, obwohl ein Nasen-Rachen-PCR-Test negativ war und die Infektion Monate zurücklag. Eine 2021 in *Nature* veröffentlichte Studie zeigt, dass einige Menschen mindestens vier Monate nach der Genesung noch Spuren von SARS-CoV-2-Proteinen in ihrem Darm hatten. Auch im Urin und in Stuhlproben wurden virale Produkte von SARS-CoV-2 noch mehrere Monate nach der Genesung der Infizierten gefunden.

Weitere Evidenz kommt aus einer österreichischen Untersuchung: In einer kontrollierten Studie hat der Gastroenterologe Herbert Tilg von der Medizinischen Universität Innsbruck nach molekularen Spuren des Virus im Darm von Long-Covid-Patienten gesucht. Die Häufigkeit, mit der er und sein Team virale RNA noch detektieren konnten, haben sie mit Darmproben von Kontrollprobanden verglichen.

Diese hatten zwar ebenfalls eine SARS-CoV-2-Infektion durchgemacht, beklagten aber keine Long-Covid-Symptome. Dabei zeigte sich, dass alle Patienten mit Long-Covid-Symptomen virale RNA oder in einigen Fällen auch virale Proteine in sich trugen. Von denjenigen, die sich folgenlos von der akuten COVID-19-Erkrankung erholt hatten, war bei der Mehrheit der Personen kein Virus nachweisbar. Da allerdings auch bei 40 % der symptomfreien Probanden das Virus nachweisbar war, kann das Restvirus im Körper nicht die einzige Erklärung für Long-Covid sein.

Die für so lange Zeit noch vorhandenen Viren oder Viren-Bestandteile können für das Immunsystem zum Problem werden, denn sie könnten den Entzündungsstatus des Körpers permanent leicht erhöht halten, ähnlich wie man es bei Menschen mit viel Bauchfett kennt. Im Bauchfett befinden sich mehr Zytokin produzierende Immunzellen als in jedem anderen Teil des Körpers, und diese Bauchfett-Immunzellen führen zu einem erhöhten Entzündungsstatus im Körper. Das erhöht nicht nur die Diabetesgefahr, da Zellen der Bauchspeicheldrüse so Opfer einer Autoimmunreaktion werden können, sondern die Zytokine können auch eine chronische Entzündung im Gehirn auslösen, die zu einem erhöhten Alzheimer-Risiko führt. Das konnte durch Studien belegt werden, die unter Ausschluss anderer Risikofaktoren Bauchfett, Entzündungsmediatoren und das Alzheimer-Risiko hochkorreliert miteinander assoziiert fanden. In Analogie wird bei Long-Covid diskutiert, dass ein Teil der neurologischen Symptome (Fatigue, Gehirnnebel, Gedächtnis- und Konzentrationsprobleme) in einer schwelenden Neuroinflammation des Gehirns begründet sind – ausgelöst dadurch, dass der Körper das SARS-CoV-2-Virus nicht vollständig und rückstandslos beseitigen kann und die chronische Entzündung der Peripherie eine chronische Entzündung im Gehirn auslöst.

»Schlafende« Viren

Eine SARS-CoV-2-Infektion könnte darüber hinaus die Wahrscheinlichkeit erhöhen, dass im Körper schlummernde Viren, die nichts mit SARS-CoV-2 direkt zu tun haben, dazu angeregt werden, sich wieder zu teilen. Überzeugende Belege dafür wurden vor nicht allzu langer Zeit von Harvard-Professor Alberto Ascherio und seiner Gruppe veröffentlicht. Sie konnten zeigen, dass es einen Zusammenhang zwischen einer Epstein-Barr-Virus-Infektion und der häufigsten Autoimmunkrankheit des Gehirns gibt, der Multiplen Sklerose (MS). Die Wahrscheinlichkeit, nach einer EBV-Infektion an MS zu erkranken, steigt um das 32-fache. MS bricht oft erst Jahre nach einer EBV-Infektion aus, und auch das nur bei einem Bruchteil der Menschen, die sich mit EBV infiziert haben.

■ Das **Epstein-Barr-Virus** (EBV) gehört zur Gruppe der Herpesviren. Der Öffentlichkeit ist es vor allem deshalb bekannt, weil es das Pfeiffer'sche Drüsenfieber auslöst. Es bleibt nach dem Abklingen der Symptome ein Leben lang im Körper, meist ohne großartig wieder auffällig zu

werden. Erst viel später und in seltenen Fällen beginnt es wieder, sich zu teilen, und führt zu einer Immunreaktion.

Warum aber werden Viren, die sich jahrelang im Ruhestadium befunden haben, wieder aktiv? Der Grund könnte sein, dass Faktoren der Immunabwehr, die über lange Zeiträume (manchmal Jahrzehnte) verhindert haben, dass das Epstein-Barr-Virus sich wieder zu vermehren beginnt, aus dem Gleichgewicht geraten. Dazu passt die Beobachtung, dass bei einem Anteil der Long-Covid-Patienten die Interferon-Signalkette im Körper, die ein entscheidender Mitspieler in der Bekämpfung einer Virusinfektion ist, erschöpft zu sein scheint. Oder sie könnte nach einer akuten Infektion im Zuge der Normalisierung der Immunreaktion so weit zurückgefahren werden, dass sie EBV oder andere im Körper befindliche Viren nicht mehr unterdrückt.

Ähnliches kennt man auch vom Herpes-simplex-Virus Typ I (HSV-1), das Blasen an den Lippen verursacht, wenn man beispielsweise eine stressige Prüfungsphase hinter sich hat, die über das Stresshormon Cortisol zu einer Unterdrückung des Immunsystems führt. Hat man sich einmal mit HSV-1 infiziert, können solche Lippenblasen im Laufe des Lebens immer wieder auftreten.

EBV hat, um es hier weiter als paradigmatisches Beispiel zu verwenden, ein Oberflächenprotein, das einem körpereigenen Eiweißmolekül auf der Oberfläche von Gliazellen im Gehirn ähnelt. 2022 hat man nachgewiesen, dass B-Zellen, die Antikörper gegen dieses spezielle Oberflächenprotein herstellen, wenn sie ins Gehirn gelangen, sich mit den passenden Antigenen in der Zellmembran von Astrozyten verbinden und so eine starke Immunreaktion gegen hirneigene Zellen auslösen – die Kaskade der Neuroinflammation nimmt in Form von MS ihren fatalen Verlauf.

Zusammengefasst wird also vermutet, dass das Immunsystem durch Erschöpfung aus dem Gleichgewicht gerät und in der Folge aufhört, Viren in Schach zu halten, die im Körper geschlummert haben. Dies könnte dazu führen, dass schlafende, virale Zwerge wie EBV sich erneut zu vermehren beginnen und das Immunsystem dann auch darauf reagiert, da diese sich wieder frei im Körper bewegen – vielleicht sogar bis ins Gehirn hinein. Da einige schlafende Viren das Potenzial haben, eine Autoimmunreaktion auszulösen oder aufleben zu lassen, können also auch diese Viren beteiligt sein, Symptome von Long-Covid auszulösen.

Probleme mit der Energieversorgung

Symptome wie Müdigkeit, depressive Stimmung, Schlafstörungen, Appetitlosigkeit, Muskelschwund und Bluthochdruck, die bei Long-Covid-Patienten häufig auftreten, können auch das Ergebnis eines Energiemangels durch ein überaktives Immunsystem sein. Letztlich wären sie also die Folge chronischer Entzündungsreaktionen. Für ME/CFS gibt es Evidenzen, dass es sich um eine mitochondriale Erkrankung handelt – und das Gleiche gilt möglicherweise auch für Fatigue bei Long-Covid.

- **Mitochondriale Erkrankungen** entstehen, wenn es zu einer Störung bei der Energieproduktion durch die Mitochondrien – kleinsten Zellorganellen – kommt. Dies kann bei neurodegenerativen Erkrankungen wie Parkinson der Fall sein, aber auch als Folge von Entzündungsreaktionen im Körper oder im Gehirn. Die Auswirkungen auf die Leistungsfähigkeit der betroffenen Zellen können massiv sein, da Mitochondrien ca. 90 % der Energie produzieren, die Körperzellen zur Verfügung steht.

Wir wissen, dass viele Viren besondere Strategien entwickelt haben, um den mitochondriellen Stoffwechsel und die Bioenergetik zu verändern, was eine verbesserte virale Replikation und dem Virus selbst einen besseren Schutz gegen Angriffe des Immunsystems ermöglichen könnte. Auch für SARS-CoV-2 muss man dies in Betracht ziehen.

Bei ME/CFS-Patienten wurden Belege gefunden, die in diese Richtung deuten:

- eine veränderte ATP-Homöostase. Möglicherweise entstehen durch eine unsaubere Verstoffwechselung von Sauerstoff mehr Sauerstoffradikale, die zellschädigend wirken.
- ein veränderter mitochondrialer Stoffwechsel.
- eine Modulation des DNA-Gehalts von Mitochondrien. Neben dem Zellkern gibt es noch DNA in Mitochondrien, die Gene codiert, die für die Funktion von Mitochondrien wichtig sind.

■ ATP (**A**denosin**tri**phosphat) ist die »Energiewährung« aller Körperzellen. Wird es weniger gebildet, sind die Zellen – und damit die Organe – schneller erschöpft. Vor allem Mitochondrien, die Kraftwerke der Zellen, produzieren ATP.

Die Virusinfektionen, die häufig korreliert sind mit ME/CFS, haben tatsächlich nachgewiesene Mechanismen, um die Mitochondrien des Menschen zu modulieren. Die Beteiligung dieser Viren an ME/CFS scheint also plausibel zu sein.

Eines der diagnostisch wichtigsten Symptome einer CFS ist, wie bereits oben erwähnt, eine Intoleranz gegenüber Belastung, die als »postexertional malaise« bezeichnet wird. Dies bedeutet, dass nach körperlicher oder auch nach geistiger Belastung bereits abklingende Symptome zurückkehren oder bestehende Symptome, insbesondere bleierne Erschöpfung kombiniert mit Gehirnnebel, sich massiv verstärken.

Chronische Neuroinflammation

Bei der Ursachenforschung von Long-Covid werde ich die Neuroinflammation herausgehoben behandeln, nicht nur weil sie mein Forschungsgebiet ist, sondern auch weil es so viele mit dem Gehirn assoziierte Long-Covid-Symptome gibt, deren entzündliche Ursachen einer besonderen Betrachtung bedürfen. Gehirnnebel, Aufmerksamkeits- und Gedächtnisstörungen deuten offensichtlich auf eine neuronale Dysfunktion hin, wie bereits in Kapitel 2 erläutert.

Intermezzo: Aus dem Nähkästchen der Medizingeschichte

Dass das Immunsystem des Körpers und das Immunsystem des Gehirns intensiv miteinander kommunizieren und sich gegenseitig beeinflussen, haben viele Immunologen und Neurologen lange nicht akzeptieren wollen. Diese manchmal schwerfällige Art des Wissenschaftsbetriebs wird auch als Semmelweis-Reflex bezeichnet: Biomedizinische Forschung neigt dazu, ebenso wie andere Wissenschaften, bestehende Lehrbuchtheorien gegen neu aufkommende Sichtweisen zu verteidigen (der Physiker und Friedensforscher Friedrich von Weizsäcker meinte einmal, neue Theorien könnten sich erst dann durchsetzen, wenn die Vertreter althergebrachter Theorien aussterben …). Dr. Semmelweis hatte bereits in den 1850er-Jahren Ärzte für den frühen Kindstod vieler Frauen in den Krankenhäusern Wiens verantwortlich gemacht. Dort gingen Ärzte von Bett zu Bett, untersuchten Patientinnen und wuschen sich zwischendurch nie die Hände. Semmelweis' Theorie, dass diese Ärzte die Frauen mit vielerlei Arten von Bakterien und Viren infizierten, ist heute unumstritten. Damals wurde er angefeindet, seiner Stellung, seines Ansehens beraubt und später in seinem Leben sogar in eine psychiatrische Anstalt eingewiesen.

Auch die neuere medizinische Geschichte zeigt, wie schwer es manchmal ist, einen Paradigmenwechsel einzuleiten: Magengeschwüre hielt man jahrzehntelang für eine Folge von Stress.

Die Idee, dass Magengeschwüre durch ein Bakterium ausgelöst werden könnten, hielt die medizinische Fachwelt lange für ausgeschlossen – aus gutem Grund übrigens, denn wie sollte im sauren Milieu des Magens bei einem pH-Wert von 2, also quasi in Salzsäure getaucht, ein Bakterium überleben? Erst als der Verfechter der Bakterienthese (der australische Wissenschaftler Barry Marshal) sich selbst infizierte (mit lebensgefährlichen Folgen!), um zu belegen, dass Helicobacter pylori nicht nur im Magen überleben kann, sondern auch der Verursacher von Magengeschwüren ist, führte dies zusammen mit vielen tierexperimentellen Befunden zum Umdenken. 2005 bekam Marshal gemeinsam mit dem Entdecker des Bakteriums, Robin Warren, den Nobelpreis für Medizin zugesprochen.

Gehirne (und die Hoden), so dachte man lange, seien sogenannte immunprivilegierte Organe, die abgeschottet vom Wirken des Immunsystems ihr Dasein fristeten. Unsere Gehirne sind durch die Blut-Hirn-Schranke besonders geschützt, was das Eindringen von Pathogenen in das Gehirn angeht. Zusätzlich galt – quasi als Dogma der Immunologie – dass das Gehirn vor körperlichen, immunologischen Reaktionen komplett abgekoppelt sei. Doch in den letzten zehn Jahren hat sich gezeigt, dass das Gehirn keineswegs so abgeschottet vom Wirken des Immunsystems ist, wie man viele Jahrzehnte dachte. Und genau das muss man wissen, um zu verstehen, warum eine SARS-CoV-2-Infektion so häufig einen pathologischen Einfluss auf das Gehirn hat und zu Long-Covid führen kann.

Manchmal mahlen die Mühlen biomedizinischer Forschung also langsam, aber sie mahlen. Auch was das Zusammenspiel des Immunsystems mit dem Gehirn angeht, ist das so. Mittlerweile werden immer mehr Zusammenhänge aufgedeckt: Nicht nur kontrolliert das Gehirn das Immunsystem, sondern das Immunsystem des Körpers interagiert auch mit dem Gehirn auf vielfältige Art und Weise. Die Blut-Hirn-Schranke kann nicht vollständig verhindern, dass entzündliche Prozesse im Körper auf das Gehirn überspringen.

Die Beweisführung, dass auch entzündliche Reaktionen im Körper neuroinflammatorische Prozesse im Gehirn auslösen können, war äußert mühselig. Es bedurfte einer Reihe von Forscherteams aus aller Welt – darunter auch meine eigene Arbeitsgruppe –, die in vielen umfänglichen Arbeiten über Jahre hinweg zeigen konnten, dass sowohl bakterielle als auch virale Infektionen, die das Gehirn nicht direkt infizieren, dort sehr wohl immunologische Reaktionen auslösen können. Diese entzündlichen Reaktionen im Gehirn werden als Neuroinflammation bezeichnet. Und diese kann, wenn sie chronisch wird, langfristige Konsequenzen haben. Bereits 2013 konnten wir in einer Zusammenarbeit mit Prof. Michael Heneka, damals am DZNE in Bonn, zeigen, dass neuroinflammatorische Prozesse auch maßgeblich an der Entstehung der Alzheimer-Krankheit beteiligt sind und somit einen wichtigen Risikofaktor für den Ursprung sowie den Verlauf dieser neurodegenerativen Krankheit darstellen.

Auch im Kontext einer Infektion mit SARS-CoV-2 und von Long-Covid stellt sich die Frage: Wie kann ein Organ betroffen sein, das meist gar nicht infiziert ist? Obwohl es schon seit mehreren Jahren immer mehr Belege dafür gibt, dass die Aktionen des Immunsystems auch im Gehirn wahrgenommen werden, kann man nur hoffen, dass die Corona-Pandemie mit Millionen von Long-Covid-Patienten zu einem flächendeckenden Umdenken führt.

Aber noch ein zweiter Aspekt ist hier wichtig: Wissenschaftlich, medizinisch-diagnostisch oder als Patient müssen wir, auch wenn das Wort mittlerweile etwas abgedroschen ist, lernen, ein Infektionsgeschehen »ganzheitlicher« zu betrachten. Es ist eben nicht allein beschreibbar als Schlacht des Körpers (oder der Therapien) gegen das Virus, sondern man muss das Immunsystem – auch mit seinen Schattenseiten – ebenso berücksichtigen wie das Mikrobiom und die genetische Ausstattung eines jeden Menschen. Weltweit führende Immunologen wie Prof. Andreas Radbruch, Leiter des Deutschen Rheuma-Forschungszentrums in Berlin, mahnen schon lange an, dass neben Virologen dringend auch Immunologen verstärkt gehört und in Gremien einbezogen werden sollten, um die Ursachen und Folgen einer SARS-CoV-2-Infektion besser zu verstehen.

Wächter des Gehirns

Wenn unsere Haut verletzt wird, schwillt sie an, die Stelle wird heiß und rötet sich durch die stärkere Durchblutung. Die Wunde fängt vielleicht an zu schmerzen und zu pochen. Mediziner nennen diesen Vorgang Entzündungsreaktion oder Inflammation. Getriggert wird diese Reaktion vor allem dann, wenn sich Bakterien in der Wunde ausbreiten. Blutgefäße werden für Botenstoffe und Immunzellen durchlässig, die die Pathogene bekämpfen und wiederum Botenstoffe ausschütten, die ein ganzes Heer weiterer Immunzellen anlocken. Die Immunzellen, die rabiat alle Eindringlinge bekämpfen, verletzen am Ort der Entzündung durch ihre Aggressivität aber auch körpereigene Zellen, etwa Haut- oder Bindegewebszellen. Im Zuge einer entzündlichen Reaktion wird deshalb fast immer auch gesundes Gewebe geschädigt. Diesen Kollateralschaden nimmt das Immunsystem in Kauf, denn die meisten Körperzellen können ersetzt werden. Wichtig ist nur, dass jeder Eindringling eliminiert wird. Das Blutgefäßsystem des Körpers ist also durchlässig für Antikörper und kann über Botenstoffe zu jeder Zeit durchlässig werden für Immunzellen, z. B. die Neutrophilen, die zur ersten Angriffslinie des Immunsystems gegen Krankheitserreger gehören.

Im Gehirn ist das anders. Es hat glücklicherweise sein eigenes Immunsystem, das innerhalb der Blut-Hirn-Schranke im Normalfall weitaus pfleglicher mit den Nervenzellen umgeht, als dies die Immunabwehr im übrigen Körper tut. Die Blutgefäße des Gehirns haben im Normalfall keine undichten Stellen. Die Gefäßwände bestehen aus Zellen, die sehr fest miteinander verschweißt sind. Zur Sicherheit sind die Blutgefäße auch noch von einer zweiten Schicht ummantelt: Diese wird gebildet von Ausläufern der Astrozyten, spezialisierten Gliazellen. Das Gehirn ist also durch die Blut-Hirn-Schranke so verbarrikadiert, dass möglichst keine Krankheitserreger und, wenn doch, nur unter hochkontrollierten Sicherheitsmaßnahmen Zellen und Antikörper des Immunsystems in das Gehirngewebe selbst gelangen können.

Diese doppelte Verteidigungslinie aus abgedichteten Gefäßwänden und einer Schutzschicht aus Astrozyten funktioniert effizient gegen die meisten Bakterien und Viren. Nur sehr wenige Pathogene haben sich darauf spezialisiert, die Blut-Hirn-Schranke zu überwinden. Allerdings können Bakterien wie Meningokokken oder Streptokokken diese Barriere überlisten und eine Hirnhautentzündung auslösen. Noch raffinierter ist das HIV-Virus, der Auslöser von Aids: Es gelangt in T-Zellen, die quasi als trojanische Pferde fungieren, ins Gehirn – was ein weiterer Beleg dafür ist, dass Immunzellen aus der Peripherie dorthin kommen können. Ein Fort Knox ist das Gehirn also nicht.

Eine so rigide Immunreaktion wie bei einer Schnittwunde wäre allerdings keine gute Strategie für das Gehirn. Denn was dort einmal abgestorben ist, ist für immer verloren. Die Ursache liegt darin, dass Neurone sich in den meisten Hirnarealen nicht mehr teilen können (Ausnahmen sind das Riechhirn und der Hippocampus) und Bestandteile von Netzwerken sind, die mit Zehntausenden anderen Zellen verbunden sein können. Wenn also das Immunsystem im Gehirn dermaßen rigoros reagieren würde wie das Körper-Immunsystem bei einer entzündeten Schnittwunde am Bein, dann ginge mehr verloren als ein paar Nervenzellen.

Hat sich eine Entzündung im Gehirn ausgebreitet, zeigt sich weder eine Schwellung noch eine Rötung. Und da das Gehirn schmerzunempfindlich ist, bemerkt der kranke Mensch auch keinen Schmerz. Entzündet sind die Nerven. So eine Neuroinflammation ist wie ein Tanz auf dem Vulkan: Geht sie gut, ist sie eine perfekte Choreografie aus Mikrogliazellen, Astrozyten und den Immunzellen des Blutes. Dann klingt sie ebenso schnell wieder ab, wie sie entstanden ist – eine normale und »gesunde« Reaktion des Immunsystems des Gehirns. Geht die Neuroinflammation hingegen schief, können chronische Krankheiten entstehen. Entzündliche Prozesse können den Mikrogliazellen selbst schaden, und es besteht die Gefahr, dass sie nicht mehr abgestellt werden können.

Zu den überraschenden Befunden der letzten Jahre gehört, dass die gehirneigene Immunreaktion auch durch Signale aus der Peripherie getriggert werden kann. Ein großes Rätsel ist noch, wie genau diese immunologischen Grenzgänger mit dem Inneren des

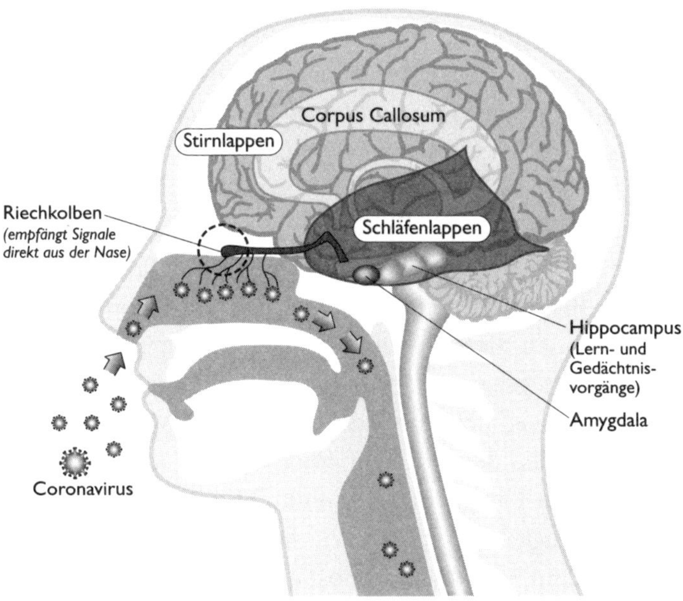

Abb. 8: Gehirnareale, die ein hohes Risiko haben, von einer direkten Infektion des Gehirns mit SARS-CoV-2 oder einer indirekt ausgelösten Neuroinflammation betroffen zu sein

Gehirns kommunizieren. Es gibt einige Hinweise darauf, dass sie gelegentlich in das Gehirn gelangen können. Die meisten bisherigen Studien deuten darauf hin, dass diese Zellen durch das Aussenden von molekularen Botenstoffen, den sogenannten Zytokinen, durch die Blut-Hirn-Schranke mit den Immunzellen des Gehirns (den Mikrogliazellen) kommunizieren (s. Abb. 8).

Neuroinflammation und neurodegenerative Erkrankungen

Neuroinflammation vermutet man als eine der Ursachen neurodegenerativer Erkrankungen, wie sie die bereits erwähnte Alzheimer-Erkrankung, aber auch ALS (Amyotrophe Lateralskelrose) oder Parkinson darstellen. In Zukunft könnten auch manche Long-Covid-Verläufe dazugehören.

■ **»Neurodegenerative Erkrankungen«** ist ein Sammelbegriff für eine Reihe von Erkrankungen, die die Funktionalität von Neuronen im Gehirn einschränken und das Absterben von Neuronen, manchmal auch von Gliazellen, im Gehirn bewirken.

Ein weiteres Beispiel für eine neurodegenerative Erkrankung ist die bereits oben beschriebene Multiple Sklerose. Sie soll hier auch weiter als Beispiel dienen, um zu erklären, wie Entzündungen Gehirnfunktionen massiv beeinträchtigen können. In der ersten Phase der MS gelangen B-Plasmazellen und T-Helferzellen, die über einen bisher nicht komplett verstandenen Mechanismus erst an den Wänden der Hirnkapillaren hängen bleiben und dann durch die Blut-Hirn-Schranke hindurchkriechen, in das Gehirn, wo sie Mikrogliazellen aktivieren. Durch Prozesse der Autoimmunität – zum Teil wohl ausgelöst über virale Infektionen –, bei denen körpereigene Zellen als fremd eingestuft werden, greifen die aktivierten Mikrogliazellen Oligodendrozyten an, die als ein Subtyp der Gliazellen die Axone ummanteln und wichtig sind für die Reizfortleitung. Zusätzlich markieren die von B-Zellen produzierten Antikörper Oberflächenproteine auf Gliazellen und fachen so die Autoimmunreaktion im Gehirn an. Eine der Folgen ist, dass die Isolation der Axone (sogenannte Myelinscheiden) zerstört wird. Diese Entzündungsreaktionen gegen eigene Köperzellen werden im Anschluss chronisch; die Mikrogliazellen bleiben dauerhaft aktiviert und greifen zu allem Überfluss noch Zellen im Gehirn unspezifisch an.

Auch bei einem Schlaganfall gerät die Reaktion des Immunsystems außer Kontrolle und richtet meist mehr Schaden an als die Sauerstoffunterversorgung selbst. Zu einem Schlaganfall kommt es, wenn ein Blutgefäß im Gehirn verstopft wird oder platzt. Das von dem Blutgefäß zuvor versorgte Gehirnareal wird nicht mehr durchblutet und die Neurone und Gliazellen in diesem Gebiet sterben ab. Großräumige Bereiche, die Penumbra, um diese Zentren herum können als Folge einer Reaktion des Immunsystems ebenfalls absterben. Das passiert vor allem, indem Zellen des Immunsystems über die löchrige Blut-Hirn-Schranke in das Nervengewebe eindringen und viele Hirnzellen zerstören.

Wie diffizil die viral induzierten Veränderungen des Immunsystems sein können, zeigt auch die Epilepsie, bei der ebenfalls virale Infektionen als ursächliche Faktoren diskutiert werden. Auch bei der Entstehung einer Epilepsie kann eine Aktivierung des gehirneigenen Immunsystems beteiligt sein – unter anderem dadurch, dass als Folge dieser Aktivierung Veränderungen in den neuronalen Schaltkreisen diverser Hirnregionen auftreten, insbesondere im Hippocampus, einer für Gedächtnisprozesse entscheidenden Gehirnregion. Es kommt zu einem veränderten Verhältnis zwischen exzitatorischen (erregenden) und inhibitorischen (hemmenden) Synapsen und damit zu einer pathologischen Dysbalance der neuronalen Informationsverarbeitung. Möglicherweise lässt sich dieser Zusammenhang als potenzielle Erklärung heranziehen für die erhöhte Krampfanfälligkeit bei Infektionen mit bestimmten Viren – unter anderem Influenza-A-

Viren (IAV) – und das damit einhergehende langfristig erhöhte Risiko, an Epilepsie zu erkranken.

Es gibt also bereits vielfältige Befunde, die zeigen, dass neuroinflammatorische Prozesse sehr ernst genommen werden sollten. Im Nachgang der Corona-Pandemie wird man sehr genau beobachten müssen, ob neurodegenerative Erkrankungen deutlich zunehmen und ob die Symptome von Long-Covid-Patienten sich behandeln lassen, indem inflammatorische Prozesse im Gehirn gestoppt werden.

Forschung zur chronischen Neuroinflammation

Noch haben wir keine therapeutischen Ansätze für das Gehirn, denn wir beginnen gerade erst, den möglichen Zusammenhang zwischen Virusinfektionen der Atemwege und entzündlichen Prozessen im Gehirn zu verstehen. Um das Verständnis dieser Zusammenhänge zu erhöhen, die oft langwierig und gerade beim Menschen hinsichtlich der Mechanismen und Ursachen schwer zu untersuchen sind, haben wir in meiner Arbeitsgruppe 2015 – noch nichts von der heutigen Pandemie ahnend – angefangen, langfristige Auswirkungen einer Grippeinfektion auf das Gehirn zu untersuchen. Genau wie SARS-CoV-2 ist das Grippevirus ein respiratorisches Virus. Unser Modellsystem war nicht der Mensch, sondern die Maus. Hier haben wir die Möglichkeit, detaillierte zelluläre und molekulare Analysen vorzunehmen bzw. die Bedingungen der Infektion und die Umweltbedingungen sowie den genetischen Hintergrund präzise zu kontrollieren.

Um auf das Beispiel der Spanischen Grippe zurückzukommen: Die Patienten entwickelten neurologische Symptome wie Parkinsonismus erst Jahrzehnte später. Dann noch Kausalbeziehungen herzustellen, ist viel schwieriger, als in einem gut kontrollierten Tiermodell die Situation nachzustellen.

Einige Atemwegsviren können direkt in das Gehirn eindringen (man nennt sie neurotrop). Diese Viren verursachen eine Entzündung im Gehirn, die als Neuroinflammation bezeichnet wird. Prinzipiell scheint dazu auch SARS-CoV-2 in der Lage zu sein.

Viren hingegen, bei denen die Blut-Hirn-Schranke das Eindringen in das Gehirn verhindert (sogenannte nichtneurotrope Viren), wirken nicht direkt im Gehirn, sondern können über eine Aktivierung des Immunsystems in der Peripherie bis ins Gehirn (auf der Ebene der Neurone und des Immunsystems des Gehirns) hineinwirken. Dies scheint der Haupteffekt zu sein, den SARS-CoV-2 auf das Gehirn hat, in dem Fall indirekt vermittelt über das Immunsystem. Hier könnte Zytokinen als Signalstoffen des Immunsystems eine wichtige Funktion zukommen. Ein Zytokinsturm könnte eine überschießende Immunreaktion hervorrufen, die wiederum verheerende Auswirkungen auf das Gehirn haben kann.

Viren nutzen die molekulare Zellmaschinerie, um sich zu vermehren. Ein Mechanismus der angeborenen Immunantwort, der dem entgegenwirkt, ist es, Interferone zu bilden. Nun gibt es eine bestimmte Gruppe von Menschen, die genetisch ein Risiko in sich trägt, gegen Interferon Antikörper zu bilden (Autoimmunität). Weltweit untersuchen zahlreiche Forscher, darunter meine Arbeitsgruppe, ob solche Autoantikörper auch in das Gehirn gelangen können und somit eine mögliche Ursache für Long-Covid sind. Neuronale Autoantikörper nachzuweisen, könnte helfen vorherzusagen, ob eine Erkrankung an Long-Covid wahrscheinlicher wird. Und die Eliminierung der Autoantikörper würde möglicherweise das Auftreten von Long-Covid verhindern. Allerdings müsste man die Autoantikörper dafür quasi als Risikofaktor für Long-Covid schon vor dem Krankheitsbeginn detektieren.

■ **Autoantikörper** sind von B-Zellen produzierte Proteine (Antikörper), die körpereigenes Gewebe für einen Angriff des Immunsystems markieren.

Respiratorische Viren können also neuronale Schäden direkt über eine Infektion des zentralen Nervensystems (ZNS) oder indirekt über Signalmoleküle des Immunsystems bewirken. Vor allem haben wir und auch andere Arbeitsgruppen gezeigt, dass die Immunzellen des Gehirns (Mikrogliazellen) chronisch aktiviert werden können. So hat meine Arbeitsgruppe 2018 eine Arbeit veröffentlicht, in der wir nachweisen konnten, dass ein hoch pathogener Influenzavirusstamm wie H_7N_7 (Vogelgrippe) während der Infektion in das Gehirn eindringen und neuronale Schäden über eine chronische Aktivierung von Mikrogliazellen verursachen kann, weit über den Zeitraum der eigentlichen Infektion hinaus.

Wir haben aber auch Virusvarianten verwendet, die am häufigsten bei respiratorischen Virusinfektionen auftreten. Es handelte sich dabei um saisonale Grippeausbrüche, die durch H_1N_1/H_3N_2-Subtypen ausgelöst werden. Diese sind relevant, weil sie das Gehirn zwar nicht direkt infizieren, aber zumindest im Mausmodell lang anhaltende und chronische kognitive Defizite verursachen. Ähnliches hat man vor allem bei älteren Menschen beobachtet. Das Virus muss also vermutlich nicht direkt im Gehirn vorhanden sein, damit neurologische Komplikationen auftreten. Das könnte ein mechanistischer Fingerzeig für die Ursachen der neurologischen Komplikationen bei Long-Covid sein. Auch bei SARS-CoV-2 können diese Manifestationen viel länger andauern als die akuten Symptome der Erstinfektion.

Mittlerweile wurden auch menschliche Gehirne nach einer SARS-CoV-2-Infektion untersucht. Mit der Studie konnte gezeigt werden, dass es während einer Infektion, aber auch erst danach im Verlauf einer Long-Covid-Erkrankung zu schweren neurologischen Symptomen kommen kann; die Symptome reichen von einem zeitweisen Verlust des Geschmacks- und Geruchssinns bis hin zu Gedächtnis- und Sprachstörungen. Beteiligt war auch ein Team von Forschenden des Universitätsklinikums Freiburg um Marco Prinz und Bertram Bengsch, die 2022 nachweisen konnten, dass bei Covid-19 und bei Long-Covid zum Teil schwere Neuroinflammation zu beobachten ist, die durch verschiedene Typen von Immunzellen verursacht wird und die weit über den Zeitraum der Erstinfektion hinaus anhalten kann. Diese Immunzellen bewirken entzündliche Reaktionen, und zwar direkt an einem Gefäßsystem, das das Gehirn umgibt und über das die Entzündung auf das Gehirn selbst überspringt. Vor allem zeigen die Ergebnisse im Vergleich zu bereits bekannten neuroinflammatorischen Prozessen, dass sowohl bei Covid-19 als auch bei Long-Covid die ausgelösten Entzündungsherde einzigartig sind und auf eine schwerste Störung der hirneigenen Immunantwort hinweisen. Insbesondere die Mikrogliazellen werden stark und auch ungewöhnlich dauerhaft aktiviert, und es kommt zur Einwanderung von T-Killerzellen in das Gehirn. Besonders im Hirnstamm entwickeln sich stark ausgeprägte Entzündungsprozesse.

■ Der **Hirnstamm** ist der über dem Rückenmark gelegene Bereich des Gehirns. Er steuert viele elementare und vitale Funktionen des Körpers vom Herzschlag über die Wachheit bis zur Atemfrequenz. Und es ist der Ort im Gehirn, an dem die meisten Nerven das Gehirn verlassen oder in das Gehirn eintreten.

Die Forschenden wiesen sogar Veränderungen der Immunantwort in der Nähe kleiner Blutgefäße direkt am Gehirn nach. Genau dies sind Stellen, an denen ACE2 lokalisiert ist, der Rezeptor auf der Zelloberfläche, den SARS-CoV-2 nutzt, um menschliche Zellen zu infizieren. Von hier könnte das Virus und/oder die Entzündung von den Blutgefäßen, die das Gehirn direkt umgeben, hineingelangen.

Eine Dämpfung des Immunsystems mit entsprechenden entzündungshemmenden Medikamenten wäre eine Option, um hier Abhilfe zu schaffen – therapeutisch ist es allerdings schwierig, Substanzen zu finden, die in das Gehirn gelangen.

Auch eine zweite, unabhängig durchgeführte Studie beim Menschen fand direkte Belege für eine großflächig und lang anhaltende Neuroinflammation im Gehirn von Long-Covid-Patienten. Der Grad der entzündlichen Prozesse wurde dabei mit einer raffinierten Methode, der [18F]DPA714 PET, quantitativ bewertet.

■ Bei **PET** (**P**ositronen-**E**missions-**T**omografie) handelt sich um ein bildgebendes Verfahren, das sowohl einzelne molekulare Marker im Gehirn sichtbar machen kann als auch detailliert Gehirnstrukturen anzeigt. Der radioaktive Marker [18F]DPA714 PET am TSPO (Translocator-Protein) wird heute weithin als Indikator für Neuroinflammation und eine Mikroglia-Aktivierung verwendet, da die Konzentration in aktivierten Gliazellen bemerkenswert stark hochreguliert ist, insbesondere während neuronaler Störungen oder Verletzungen.

Untersucht wurden auf diese Weise zwei Patienten mit Long-Covid. Zu Vergleichszwecken wurden Daten von drei gesunden Kontrollpersonen verwendet. Bei beiden Long-Covid-Patienten war die [18F]DPA-714-Bindung im gesamten Gehirn stark erhöht. Das bedeutet, das auf zellulärer Ebene massive entzündliche Prozesse akut abliefen. Die Untersuchungen fanden »live« am lebenden Patienten statt. Obwohl diese Ergebnisse nicht als endgültige Wahrheiten verstanden werden dürfen – schließlich nahmen nur zwei Personen an der Untersuchung teil –, sind sie in Umfang und Ausmaß bemerkenswert. Sie deuten auf eine tiefgreifende Neuroinflammation in der Pathophysiologie von Long-Covid hin. Besonders ausgeprägt waren die entzündlichen Prozesse im Thalamus.

■ Der **Thalamus** ist eine zentral unterhalb der Großhirnrinde gelegene Hirnstruktur. Er gilt als wichtige Umschaltstation sensorischer Prozesse und ist ein wichtiger

Regulator von Aufmerksamkeit, aber auch Müdigkeit und hat weitreichende kognitive Funktionen.

Gerade diese Thalamusbefunde könnten wichtige Hinweise auf einige spezifische Symptome von Long-Covid wie Fatigue und Gehirnnebel geben. Doch man wird weitere Untersuchungen an mehr Patienten abwarten müssen. Die Entzündung im Gehirn zu lindern, könnte möglicherweise bedeuten, die häufigsten Symptome bei Long-Covid deutlich einzugrenzen.

Frühere PET-Studien bei MS-Patienten haben beunruhigenderweise ergeben, dass eine erhöhte Neuroinflammation das Fortschreiten der Krankheit vorhersagt, was auf einen Zusammenhang zwischen Neuroinflammation und Neurodegeneration auch bei Long-Covid hindeutet. Das könnte auch heißen, dass sich das Alzheimer-Risiko bei diesen Patienten deutlich erhöhen würde. Bei der großen Zahl an Long-Covid-Patienten ist das nicht nur für jeden Einzelnen eine düstere Aussicht, sondern auch für unser gesamtes Gesundheitssystem. Eine grundlegende Untersuchung dieser chronischen Entzündungen und auch therapeutische Begleitstudien an Patientenkohorten wären dringend notwendig.

Wie wichtig es ist, weitere klinische Studien und experimentelle Therapieansätze schnell auf den Weg zu bringen, unterstreichen auch die Befunde eines Forscherteams der Tierärztlichen Hochschule in Hannover unter Leitung von Franziska Richter Assencio. Diese Gruppe konnte 2022 zeigen, dass sich nach einer überstandenen SARS-CoV-2-Infektion gehäuft Fehlfaltungen von Proteinen zeigen, wie man sie spezifisch bei Alzheimer- und Parkinson-Patienten findet. Solche falsch gefalteten Proteine könnten auch die neuronale Kommunikation stören und zu den Konzentrations- und Gedächtnisstörungen beitragen, über die viele Long-Covid-Patienten berichten. Und genau wie in den Influenza-Studien meiner Arbeitsgruppe wurde auch hier eine chronische Aktivierung von Mikrogliazellen gefunden, die noch Wochen nach der Erstinfektion nachweisbar war.

Das Forschungsteam verwendete als Krankheitsmodell Syrische Goldhamster, die mit SARS-CoV-2 infiziert wurden. Die Fehlfaltungen in den Neuronen wurden vor allem im Alpha-Synuclein-Protein (das mit Parkinson assoziiert ist) und im Tau-Protein (wie es auch bei Alzheimer-Patienten gefunden wird) beobachtet. Diese Befunde galten vor allem für die Großhirnrinde. Es waren also nicht alle Hirnregionen gleichermaßen betroffen. Das deutet auf eine selektive Empfindlichkeit verschiedener Gehirnareale hin, wie sie für eine Reihe von neurodegenerativen Erkrankungen charakteristisch ist.

Eine der größten Herausforderungen wird darin bestehen herauszufinden, welche Zellpopulationen an welchen Funktionen beteiligt sind. Um diese Aufgabe zu bewältigen, haben einige Forschungsgruppen untersucht, wie sich diese Mikrogliazellen auf molekularer Ebene in verschiedenen Gehirnregionen unterscheiden, indem sie Gene in einzelnen Zellen sequenziert haben. Mit dieser Methode konnte man zum Beispiel eine Untergruppe von Mikrogliazellen identifizieren, die häufig zusammen mit neurodegenerativen Erkrankungen assoziiert auftreten. Wenn man verstünde, was diese Mikroglia von voll funktionsfähigen unterscheidet, wäre das für die Suche nach Behandlungsmöglichkeiten von neuroinflammatorischen Prozessen bei Long-Covid enorm nützlich. Sie könnten auch als Marker verwendet werden, um das Fortschreiten von Long-Covid oder die Wirksamkeit von Therapien zu verfolgen.

Forscher haben bereits damit begonnen, die Erkenntnisse über das immunologische Milieu im und um das Gehirn zu nutzen, um mit einer Verjüngung des Immunsystems neurodegenerative Erkrankungen wie Alzheimer zu bekämpfen. Denn auch Immunzellen altern, man nennt das Immunseneszenz. Fehlfunktionen des Immunsystems haben zur Folge, dass es nicht nur verspätet aktiviert wird, sondern auch seine Regulation nach der Aktivierung weniger gut funktioniert und es schlechter wieder abzustellen ist. Das könnte gerade im Gehirn chronische Entzündungen auslösen. Hinzu kommt, dass Mikrogliazellen schon bei der Geburt in das Gehirn einwandern, es auch nicht wieder verlassen und nur noch begrenzt teilungsfähig sind. Gerade Mikrogliazellen unterliegen also Alterungsprozessen. Bringt man experimentell nun junge, neue Mikrogliazellen von jungen Tieren in das Gehirn alter Tiere ein, hat man das Immunsystem verjüngt und dessen Leistungsfähigkeit und auch seine immunologische Spezifität wieder deutlich erhöht, wie verschiedene Studien gezeigt haben. Therapeutisch ist für den Menschen möglicherweise sinnvoll, nach Substanzen zu suchen, die Mikrogliazellen verjüngen bzw. deren normale Funktionalität wiederherstellen. Neuroinflammatorische Prozesse besser zu verstehen, wird von entscheidender Bedeutung sein, um die Symptome und vor allem die Ursachen von Long-Covid zu erkennen – und um die Erkrankung durch Impfung oder spezifische Medikamente von vornherein zu verhindern.

Kombinierte Ursachen beim Verlust des Geruchssinns

Die Ursachenforschung bei einzelnen Symptomen von Long-Covid kann äußerst kompliziert sein, und oft muss für ein bestimmtes Symptom eine Kombination verschiedener ursächlicher Wirkmechanismen betrachtet werden. Ein Beispiel dafür könnte der Verlust des Geruchssinns sein, Anosmie genannt, ein Symptom, das viele Long-Covid-Patienten beklagen. Es kann über Wochen und Monate andauern und betrifft laut RKI (Robert-Koch-Institut) etwa 19 % aller SARS-CoV-2-Infektionen. Rhinologen befürchten, dass einer von zwanzig Anosmie-Betroffenen Gefahr läuft, den Geruchssinn nie wieder zurückzuerlangen. Dabei sind Westeuropäer etwa doppelt so häufig betroffen wie Menschen aus Ostasien. Erklären lässt sich das mit der unterschiedlichen genetischen Ausstattung, vielleicht auch mit dem je nach Kultur unterschiedlichen Mikrobiom der Nase. Wie häufig Anosmie auftritt, hängt auch von der aktuellen Virusvariante ab. Bei der Omikron-

Variante scheint das Symptom etwas weniger häufig zu sein als zu Beginn der Pandemie – das kann sich mit einer neuen Virusvariante jedoch wieder ändern.

Nach den Ursachen des Geruchsverlustes wird intensiv gesucht, da erst diese Kenntnis Behandlungen zur Wiederherstellung des Geruchssinns ermöglichen würden. Obduktionen verstorbener Patienten und Kernspin-Aufnahmen von Long-Covid-betroffenen Menschen haben einen Zusammenhang zwischen Covid-19-bedingten neuronalen Schäden im Riechcortex mit dem lang anhaltenden Verlust des Geruchssystems in Verbindung gebracht. Hierbei zeigen unabhängig voneinander durchgeführte Untersuchungen, dass entzündliche Reaktionen sowohl in der Nase als auch im Riechcortex im Gehirn für den Funktionsverlust verantwortlich sind.

Ungeklärt ist bislang, welche biologischen Mechanismen hinter der COVID-bedingten Anosmie stehen. Hierzu gehört auch die Frage, ob SARS-CoV-2 sensorische Riechrezeptor-Neurone in der Nase infizieren und so in das Gehirn gelangen könnte. Dass dies ein möglicher Weg ist, weiß man aus Studien über Influenza-, Herpes- und Polioviren. Ob dies auch für das Coronavirus gilt, steht noch nicht fest. Einige Studien fanden Evidenz dafür, indem sie das Virus im Gehirn nachwiesen. Wo das der Fall ist, wurden im Vergleich zu anderen Gehirnregionen mehr Schäden an Neuronen und eine stärkere Neuroinflammation festgestellt. Andere Studien fanden bei Obduktionen keine Virusbestandteile im Gehirn von Covid-19-Patienten. Im Moment ist die Mehrheit der Neurologen der Ansicht (Stand Mitte 2022), dass eine Infiltration von SARS-CoV-2 direkt in das Gehirn hinein in Ausnahmefällen möglich ist.

Zumindest ein Teil des langfristig anhaltenden Geruchsverlustes könnte also auf eine Beeinträchtigung der Funktion des Riechcortex im Gehirn zurückzuführen sein. Allerdings meist wohl nicht über eine direkte Infektion der Riechneurone in der Nase, über die das Virus in das Gehirn wandern könnten. Polnische und amerikanische Forscherteams um Rafal Butowt (Nicolaus

Copernicus University) und Sandeep Robert Datta (Harvard Medical School) haben zusammen mit dem Rhinologen Andrew Lane und seinen Kollegen von der Johns Hopkins University in Baltimore herausgefunden, dass gewöhnlich nicht die sensorischen Neurone in der Nase selbst betroffen sind, sondern die sie umgebenden Stützzellen (sustentakuläre Zellen) in der Nase infiziert werden. Diese Stützzellen helfen normalerweise den Neuronen bei der Erkennung von Gerüchen. Werden sie infiziert, greift das Immunsystem sie an und zerstört sie – was entzündliche Reaktionen auslösen kann. Die neuronalen Riechzellen selbst sind erst betroffen, wenn die Entzündungen ungewöhnlich stark ausfallen. Dann kann die Fähigkeit der Neurone, Geruchsinformationen zu erkennen und an das Gehirn weiterzuleiten, eingeschränkt sein. Klinische Belege am Menschen für diese Annahme fanden schließlich die Rhinologin Laura Van Gerven von der Katholischen Universität Löwen in Belgien und der Geruchswissenschaftler Peter Mombaerts von der Max-Planck-Forschungsstelle für Neurogenetik in Frankfurt.

Der Geruchsverlust bei Long-Covid-Patienten ergibt sich, so das bisherige Bild, zum einen daraus, dass durch die Inflammation in der Nase ausgelöste entzündliche Reaktionen auch die Riechrezeptor-Neurone so stark schädigen, dass sie ersetzt werden müssen. Dieser Prozess dauert manchmal Monate, zumal die neuen sensorischen Neurone wieder neu korrekt vernetzt werden müssen. Letzteres ist auch der Grund, warum es dabei zu abnormen, oft unangenehmen Geruchswahrnehmungen kommen kann. Leider können offenbar auch chronische kleine Entzündungsherde in der Nase entstehen, die, ausgelöst durch das Vorhandensein von in die Nase einwandernden T-Zellen, eine vollständige Genesung verhindern. Zu einem langfristigen, möglicherweise sogar bleibenden Geruchsverlust kann es kommen, wenn der Riechcortex im Gehirn von entzündlichen Reaktionen betroffen ist. Diese Neuroinflammation kann chronisch werden und der Wiederherstellung des Geruchssinns im Wege stehen.

Gehirn an Immunsystem!

An dieser Stelle noch ein ganz anderer Gedanke, der bisher wenig diskutiert wurde, der mir aber relevant zu sein scheint: Es ist nicht nur so, dass das Immunsystem das Gehirn nachhaltig verändern und beeinflussen kann, sondern umgekehrt steuert auch das Gehirn das Immunsystem. Das könnte zumindest für einen Teil der Long-Covid-Patienten erklären, warum sie betroffen sind.

Der Umstand, dass Stress das Immunsystem schwächen kann, ist durch eine Vielzahl wissenschaftlicher Studien belegt. Auch Sie werden es vielleicht schon erlebt haben, dass stark belastende Lebensphasen häufig mit anschließenden Grippe- und Erkältungskrankheiten einhergehen.

Weniger bekannt ist, wie subtil das Gehirn auch auf spezielle Immunreaktionen Einfluss nehmen kann. Hier zwei Beispiele: Neurowissenschaftler und Immunologen konditionierten Ratten darauf, immunsupprimiert zu werden (d. h. das Immunsystem wurde in seiner Wirkung unterdrückt). Dafür kombinierten sie Saccharin, einen künstlichen Süßstoff, mehrere Tage lang mit einem Medikament, das das Immunsystem der Ratten unterdrückte. Das Spannende war, dass in späteren Durchläufen allein der Geschmack des Süßstoffes ausreichte, um das Immunsystem der Tiere zu supprimieren, also einzuschränken, obwohl ein ganz normaler Süßstoff allein überhaupt keine Wirkung auf das Immunsystem haben dürfte. Wie beim Versuch mit dem Pawlow'schen Hund hat hier also das Gehirn durch den Geschmack, der mit dem Prozess der Immunsuppression verbunden war, in späteren Durchläufen die Unterdrückung des Immunsystems selbst übernommen.

Aktuelle Arbeiten von Asya Rolls, einer Neuroimmunologin am Technion in Haifa, zeigen bei Mäusen einen überraschenden Zusammenhang zwischen Emotionen, Immunität und Krebs. Im Jahr 2018 berichteten sie, dass die Aktivierung von Neuronen in einer Gehirnregion, die an positiven Emotionen und Motivation beteiligt ist, die Immunantwort verstärkte und im Gegenzug das

Tumorwachstum objektiv messbar verlangsamte. Die gleiche Gruppe konnte 2021 im insularen Cortex – einem Teil des Gehirns, der unter anderem an der Verarbeitung von Emotionen und Körperempfindungen beteiligt ist – Neurone identifizieren, die während einer Entzündung im Dickdarm (Kolitis) aktiv waren. Indem die Neuroimmunologen diese Neurone künstlich aktivierten, konnten sie die Immunreaktion des Darms wiedererwecken, auch ohne Kolitis. Die Neurone der Nagetiere hatten also ein »Gedächtnis«, sie hatten die immunologische Reaktion gespeichert, die neuronal gesteuert wieder aktiviert werden konnte.

■ Der **Inselcortex** (Lobus insularis, Inselrinde, Insular Cortex, insularer Cortex) ist einer der ältesten Bestandteile der Großhirnrinde. Evolutiv betrachtet war er für die Verarbeitung und Beurteilung von Geschmack von Bedeutung. Im menschlichen Gehirn ist er außerdem wichtig für Gefühle wie Ablehnung und Ekel. Erst seit Kurzem weiß man, dass er auch das Immunsystem aktivieren kann.

Ich könnte mir vorstellen, dass auch unser Immunsystem (und damit unser Gehirn) immunologische »Erinnerungen« entwickelt, um das Immunsystem auf Situationen vorzubereiten, in denen der Körper auf Krankheitserreger treffen könnte. Solche Erinnerungen können in bestimmten Fällen schädlich sein, nämlich dann, wenn der Körper eine Infektion quasi vorwegnimmt und eine unnötige Immunreaktion auslöst, die Kollateralschäden verursacht. Dieser Mechanismus würde erklären, wie Gehirnzustände eine Immunreaktion beeinflussen können, und könnte ein Ansatzpunkt für Long-Covid sein: Unser Gehirn könnte die immunologische Reaktion auf das Virus unbewusst verstärken, sie in jedem Fall aber ändern.

Umgekehrt konnte gezeigt werden, dass die Blockierung der Aktivität dieser entzündungsassoziierten Neurone die Inflammation bei Mäusen mit Kolitis verringert. Im Moment wird untersucht, ob dies auch für den Menschen gilt. Dabei geht es um die Frage, ob die Hemmung der Aktivität im Inselcortex durch nichtinvasive Hirnstimulation dazu beitragen kann, die Symptome bei Menschen mit Morbus Crohn und Psoriasis (Schuppenflechte) zu lindern – auch das jeweils Erkrankungen, die durch das Immunsystem vermittelt werden.

Das Gebiet der Neuroimmunologie versucht aktuell, eine umfassende Karte der Interaktionen zwischen Gehirn und Immunsystem zu erstellen. Sie soll die Zellen, Schaltkreise und molekularen Botenstoffe, die für die Kommunikation in beide Richtungen zuständig sind, beschreiben – und mit verhaltensbezogenen oder physiologischen Einflüssen in Verbindung zu bringen. In einem zweiten Schritt ließe sich dann für den einzelnen Patienten mit seiner ganz eigenen Krankengeschichte herauslesen (was man als »personalisierte Medizin« bezeichnet), wie die neuronal codierte Erwartungshaltung einer respiratorischen Viruserkrankung die Wirkung auf das Immunsystem verstärken und dadurch das Long-Covid-Risiko erhöhen bzw. wie man es gezielt mit kognitiven Verhaltenstherapien aus der Psychologie und medikamentösen Therapien aus der Neuroimmunologie mindern könnte.

■ **Personalisierte Medizin** (auch individualisierte Medizin) hat zum Ziel, Menschen individuell, bezogen auf ihr genetisches Risikoprofil und Lebensstilfaktoren, bestmöglich zu behandeln bzw. maßgeschneiderte Therapien zu entwickeln.

Fahndung nach den Risikofaktoren

Man muss bei den Mechanismen der Risikofaktoren für Long-Covid unterscheiden, ob es sich um milde oder schwere akute Infektionsverläufe handelt. Bei schweren Verläufen mit Krankenhausaufenthalt werden bei 30–70 % der Personen Langzeitfolgen beobachtet. Als Ursache werden vor allem Autoimmunprozesse und verbleibende virale Fragmente vorgeschlagen, eine experimentelle Validierung dieser Hypothesen fehlt jedoch.

Aber welche Risikofaktoren entscheiden darüber, ob jemand an Long-Covid erkranken wird oder nicht, vor allem wenn es sich um milde Verläufe handelt? Immerhin erkranken rund 90 % der Menschen, die eine Infektion hatten, nicht an Long-Covid. Eine longitudinale Multi-Omic-Studie (bei der hypothesenfrei nach Besonderheiten aller von Körperzellen produzierten Produkte gesucht und mit Kontrollgruppen verglichen wird) von Su et al. vom Institut für Systembiologie an der Universität in Seattle mit mehr als 300 Patienten zeigt, dass einige Faktoren, die bei Krankheitsbeginn vorhanden waren, mit spezifischen Long-Covid-Symptomen assoziiert sind. Dazu gehören Typ-2-Diabetes, eine latente EBV-Reaktivierung, zirkulierende SARS-CoV-2-RNA-Fragmente sowie spezifische Autoantikörper.

Die Autoren identifizierten einige Besonderheiten im Immunsystem noch mehrere Monate nach Ausbruch der Krankheit, die auf unterschiedliche Weise mit Long-Covid assoziiert sind: Dazu gehören die chronische Aktivierung von spezifischen Subtypen von T-Zellen während der akuten Erkrankung mit Long-Covid und immunologische Anomalien in den Lungen von Patienten hinsichtlich des Interferon-Systems (einer wichtigen Gruppe von Zytokinen).

Verschiedene Forschergruppen fanden außerdem eine erhöhte Konzentration von Proteinen, die mit Apoptose, Gewebereparatur und Epithelschädigung in Verbindung stehen.

■ **Apoptose**(griech. *apóptosis,* ›abfallen‹) beschreibt den genau geordneten Ablauf eines programmierten Zelltodes (Zellselbstmord), der verhindert, dass beim Absterben einer Zelle die Zellinhalte in die Umgebung gelangen.

Kapitel 4: Autoimmunreaktionen – ein Auslöser für Long-Covid?

Eine Analyse der Menschen mit einem höheren Risiko, an Long-Covid zu erkranken, gibt Aufschluss über die mechanistischen Ursachen. Erste Daten deuten darauf hin, dass dazu vor allem Frauen unter 50 Jahren zählen sowie Menschen mit Atopie (Ekzeme, Asthma, Heuschnupfen), Allergien gegen Tiere, Ehlers-Danlos-Syndrom (Bindegewebsstörungen), Fibromyalgie (chronische Schmerzerkrankung) oder Reizdarm-Syndrom. Zur Abgrenzung von Long-Covid hier noch einmal die größten Risikofaktoren für Covid-19: Lebensalter, Männer über 60, Übergewicht, Diabetes, Chronisch obstruktive Lungenerkrankung (COPD), Kardiomyopathie oder Demenz-Erkrankungen.

Bei der schwierigen Suche nach den Ursachen für Long-Covid kommt also insgesamt der abnormalen Aktivierung des Immunsystems eine besondere Bedeutung zu. Und hierbei spielen Autoimmunreaktionen mit großer Wahrscheinlichkeit eine herausgehobene Rolle. Man versteht darunter die Intoleranz des Immunsystems gegenüber bestimmten körpereigenen Zellen, was zur Bildung von Antikörpern gegen das eigene Gewebe und zu autoreaktiven T-Zellen führt. Warum Autoimmunreaktionen bei einer akuten SARS-CoV-2-Infektion so häufig auftreten, ist noch sehr unklar. Fest steht aber, dass sowohl bei der akuten Coronaerkrankung als auch bei Long-Covid das Mysterium darin besteht, warum viele Menschen mild erkranken oder die akute Infektion gar nicht bemerken, einige aber schwer erkranken und sogar sterben und warum im Nachgang 10 % an Long-Covid leiden, aber 90 % aller Infizierten nicht. Die Vermutung, der ich hier nachgehen werde, ist, dass bei beidem das individuelle Immunsystem eine Rolle spielt.

Wenn das Immunsystem den eigenen Körper angreift

Die Vorstellung, dass das menschliche Immunsystem den eigenen Körper angreifen könnte, ergab für den Immunologen und Nobelpreisträger Paul Ehrlich überhaupt keinen Sinn. Im Jahr 1901 nannte er eine solche Vorstellung *horror autotoxicus* (Furcht vor Selbstvergiftung) und tat sie als abwegig ab. Er hielt es für ausgeschlossen, dass das Immunsystem Antikörper gegen körpereigene Antigene bildet.

- **Antikörper** sind Proteine, die von B-Lymphozyten hergestellt werden. Sie binden Oberflächenstrukturen (Antigene) von Pathogenen oder als »fremd« erkannten Molekülbestandteilen, die auf körpereigenen Zellen präsentiert werden. Damit kennzeichnen sie diese Strukturen als fremd, sodass sie vom Immunsystem angegriffen werden können.

- **Antigene** (von griech. *antigennan* = ›dagegen erzeugen‹) sind keine Gene (!), sondern Oberflächenmoleküle auf der Zellwand eines Pathogens, die vom Immunsystem als »fremd« erkannt und deshalb meistens bekämpft werden. Zu ihnen gehören alle Stoffe, auf die unser Immunsystem reagiert. Das können Protein-, Fett- oder Zuckerstrukturen sein, die Pathogene als fremd ausweisen. Antigene werden von jeweils spezifischen Antikörpern erkannt. Die Bindungsstellen auf den Antigenen, die mit den hochspezifischen Antikörpern reagieren, werden Epitope genannt.

Paul Ehrlich lag falsch, wie leidtragende Patienten und deren Ärzte wissen. Mittlerweile sind fast 80 Autoimmunkrankheiten eindeutig als solche klassifiziert, und sie betreffen fast 5 % der Weltbevölkerung, also weltweit Millionen von Menschen. Aber Paul Ehrlich hatte auch nicht ganz unrecht, denn bevor eine Autoimmunkrankheit entsteht, müssen schon viele unglückliche Umstände zusammenkommen. Zunächst wollen wir hier der Frage nachgehen, warum 95 % der Menschheit *nicht* von ihrem eigenen Immunsystem angegriffen werden. Oder anders formuliert: Wie kann das Immunsystem eigentlich wissen, was unser »Selbst« (im Sinne unserer kompletten molekularen Ausstattung) im Vergleich zum »Nichtselbst« oder »Fremd« ist?

Ein erster Hinweis: Es ist hilfreich, dass jede Zelle auf ihrer Oberflächenstruktur so eine Art Identitätskarte besitzt, die dauerhaft sichtbar ist und sie als körpereigen »ausweist«. Kann sie sich nicht ausweisen, dann wird die Zelle automatisch als »fremd« eingestuft. Bei Transplantationen kann genau das zum Problem werden und in einer Abstoßungsreaktion münden. Für den »Alltagsgebrauch« ist es aber nützlich, weil so als »Nichtselbst« erkannte Pathogene abgewehrt werden können.

Die vordringlichste Aufgabe unseres Immunsystems besteht nun darin, permanent – also buchstäblich 24 Stunden am Tag – abzutasten, welche Antigene sich auf Zelloberflächen befinden. Die Oberflächenstrukturen unserer körpereigenen Zellen sind unserer Immunabwehr dabei normalerweise vertraut. In den allermeisten Fällen reagieren die Abwehrmechanismen der allermeisten Menschen deshalb nicht auf sie und lassen solche bekannten Strukturen während ihrer Patrouille unbehelligt.

Bei einer intakten Immunabwehr werden körperfremde Zellen (Bakterien, Pilze …) ebenso erkannt wie stark veränderte Körperzellen (z. B. Krebszellen) oder durch ein Virus besetzte und fehlgesteuerte Zellen (die – aus Virussicht gemeinerweise – auf ihrer Oberfläche Virusbestandteile präsentieren und damit ihre Signatur zu »Fremd« verändern). Unser Immunsystem kann spezifisch gegen diese Antigene sogenannte Antikörper produzieren. Die Antigene werden entsprechend markiert und damit quasi für einen Angriff von spezialisierten Immunzellen freigegeben.

Das Immunsystem entwickelt also ein Konzept von Selbst und Nichtselbst – und das ist eine wahre Herkulesaufgabe, die nur durch hartes und rigoroses Training zu bewältigen ist. Das T-Zell-Training findet im Thymus statt, das der B-Zellen im Knochenmark. Der Thymus ist wahrscheinlich die härteste Ausbildungsakademie auf diesem Planeten und befindet sich als Bestandteil des Lymphsystems als kleine Drüse hinter dem Brustbein. Ein Fehler – und die entsprechende T-Zelle stirbt ab! Und Prüfungen gibt es nicht nur eine, sondern gleich drei:

- Die erste Thymusprüfung testet, ob die T-Zellen der adaptiven Immunantwort es schaffen, funktionsfähige T-Zell-Rezeptoren zu produzieren. Das ist also so etwas wie ein simpler Eingangstest – allerdings bedeutet Nichtbestehen den sicheren Tod dieser Zellen. Jeder Rezeptor ist ein Unikat, das aus verschiedenen Genabschnitten zusammengesetzt wird. Da sich die ca. 10–20 Millionen neuen T-Zellen jeweils minimal unterscheiden, produzieren sie gegen fast jedes denkbare Antigen einen Rezeptor, der genau dieses Antigen erkennt.
- Für die überlebenden T-Zellen steht jetzt der zweite Thymustest an. Damit wird geprüft, ob die neuen T-Zellen korrekt mit anderen T-Zellen interagieren können (also »die richtige Sprache sprechen«) und deren Rezeptoren erkennen, um eine spätere mögliche Immunantwort zu orchestrieren. Dies bezeichnet man als positive Selektion. Und wieder gilt: Wer den Test nicht besteht, ist des Todes.
- Die dritte Thymusprüfung wird als »negative Selektion« bezeichnet und testet darauf, ob die neuen T-Zellen auf körpereigene Proteine reagieren, diese also für fremd halten und

somit angreifen würden. Auch hier gilt: Wenn eine solche T-Zelle Rezeptoren hat, die auf »Selbstproteine« reagieren, hat sie den Test nicht bestanden und fügt sich in ihr tödliches Schicksal. Um diese Prüfung durchführen zu können, gibt es Zellen im Thymus, die alle Proteinkombinationen des eigenen Körpers in geschnipselten Varianten auf ihrer Oberfläche präsentieren. Bindet eine neue T-Zelle daran, wird sie aussortiert.

Und das alles, um eine scheinbar so triviale Frage zu beantworten, was »Selbst« und was »Nichtselbst« im Körper ist!

Zusammenfassend gesagt: Im Thymus überleben nur T-Zellen, die an die körpereigenen MHC-Moleküle binden können. Eine zweite Bedingung ist, dass die von den MHC-Molekülen präsentierten Eigenpeptide nicht erkannt werden dürfen, entsprechend müssen autoreaktive T-Zellen (also Immunzellen, die gegen körpereigene Strukturen gerichtet sind) den programmierten Zelltod (Apoptose) sterben.

■ Der **MHC-Komplex** (von engl. *major histocompatibility complex*, Haupthistokompatibilitäts-Komplex, Hauptgewebeverträglichkeits-Komplex) sind Proteine, die für die Immunerkennung und die immunologische Individualität wichtig sind. Während die MHC-Klasse-I-Proteine auf den meisten Körperzellen anzutreffen sind, kommen die MHC-Klasse-II-Komplexe meist nur auf B-Zellen, Makrophagen, dendritischen Zellen und im Thymus vor. MHC-Moleküle sind von Mensch zu Mensch verschieden und gehören zu unserer genetischen Ausstattung.

Wie aber kann es nach dieser hypergenauen Ausbildung so häufig zu Autoimmunkrankheiten kommen (immerhin scheint bei einem von 20 Menschen dieses Verfahren dann doch nicht richtig zu funktionieren)? Zwei Gründe lassen sich identifizieren:

Die überaus strenge Selektion der T-Zellen führt dazu, dass zwar 98 von 100 der neuen T-Zellen aussortiert werden, was auch bedeutet, dass der Energieverbrauch im Körper dafür immens ist. Um Energie zu sparen, nimmt die Funktionsfähigkeit des Thymus deshalb schon nach der Pubertät deutlich ab, und noch vor dem 60. Lebensjahr wird sie komplett eingestellt. Das erklärt, warum wir im Alter anfälliger für Infektionskrankheiten sind. Evolutiv hat es offenbar zum Überleben gereicht, gegen die Pathogene geschützt zu sein, denen man bis in das junge Erwachsenenalter begegnet ist. Aber einige autoreaktive T-Zellen überstehen die strenge Selektion auch.

Außerdem gibt es in unserem Körper auch immer eine gewisse Anzahl an Antikörpern (die von B-Zellen produziert werden), die gegen körpereigene Strukturen gerichtet sind, die Autoantikörper. Beides führt aber normalerweise nicht zu Erkrankungen, da vor allem die T-Zellen nur dann aktiviert werden, wenn weitere Sicherheitsmechanismen versagen, die mit Signalstoffen der angeborenen Immunantwort zu tun haben. Dazu gleich mehr.

Angeborenes und erworbenes Immunsystem

Mit diesem Vorwissen würde man vielleicht denken, dass unser Immunsystem in (fast) jeder Situation perfekt austariert ist. Trotzdem scheinen viele der Symptome von Long-Covid von unserem Immunsystem getriggert und nur indirekt auf das Virus zurückzuführen zu sein (s. Kap. 3). Schauen wir uns deshalb weitere Grundprinzipien des Immunsystems, die für die Frage der Autoimmunität eine Rolle spielen, etwas genauer an.

Unser Gehirn und das Immunsystem haben eine Gemeinsamkeit: Beide arbeiten 24 Stunden am Tag und 7 Tage die Woche, egal ob wir am Computer sitzen, Sport treiben oder gemütlich auf der Couch daddeln. Unser Immunsystem ist rund um die Uhr damit beschäftigt, Krankheitserreger (Pathogene) zu bekämpfen,

z. B. Bakterien, Viren, Parasiten oder Pilze. Es entsorgt auch Partikel wie Pollen, Tierhaare oder simplen Staub. Dafür braucht es ausgeklügelte, komplexe Strukturen, die gut koordiniert sein müssen. Zwei grundlegende Verteidigungslinien sind zuständig, die unterschiedlich schnell mit unterschiedlicher Genauigkeit operieren, aber nahezu perfekt zusammenarbeiten: die angeborene (unspezifische) und die erworbene (adaptive, spezifische) Immunantwort. Beide Teile sind eng miteinander verknüpft und können gemeinsam den Körper vor unerwünschten Eindringlingen schützen. Dabei arbeiten sowohl Zellen als auch humorale Komponenten, d. h. in den Körperflüssigkeiten gelöste Botenstoffe, zusammen. Das unspezifische Immunsystem schützt uns quasi von Geburt an vor Krankheitserregern und Fremdkörpern und wird deswegen auch angeborenes Immunsystem genannt. Es erkennt Grundmuster, die viele Krankheitserreger teilen.

Eine der ersten Schutzbarrieren für potenzielle Krankheitserreger ist unsere Haut. Mit fast zwei Quadratmetern Oberfläche bildet sie gemeinsam mit den Schleimhäuten aus Nase, Mund und Magen-Darm-Trakt eine wichtige mechanische Barriere. Der Darm ist mit seinen acht Metern Länge und 400–500 Quadratmetern Oberfläche das größte Immunorgan unseres Körpers überhaupt.

Falls Pathogene diese Barrieren überwinden, kümmern sich spezielle Immunzellen (weiße Blutkörperchen oder Leukozyten) um die Eindringlinge. Neben diesen Immunzellen spielen bei der angeborenen Immunantwort auch Botenstoffe, die von den Zellen des Immunsystems gebildet werden, eine wichtige Rolle. Sie werden als humorale Immunabwehr bezeichnet. Die Botenstoffe orchestrieren die Organisation der Immunzellen untereinander und sind auch wichtige Scharniere zwischen dem angeborenen und dem erworbenen Immunsystem. Zur Armee der letzteren, unspezifischen Immunabwehr gehört ebenfalls eine zelluläre, bestehend aus Makrophagen, Granulozyten, dendritischen Zellen, Monozyten und Mastzellen. Zusätzlich steht dem erworbenen

Immunsystem das Komplementsystem zur Verfügung. Es besteht aus mehr als 30 kurzkettigen Eiweißmolekülen, die durch Antikörper oder Bestandteile der Zellwände von Bakterien aktiviert werden.

Der spezifische/adaptive Ast der Immunabwehr zeichnet sich durch große Anpassungsfähigkeit gegenüber neuen oder veränderten Krankheitserregern aus. Er wird im Laufe des Lebens erworben. Dieses System versucht sich jeden Erreger zu »merken«, man spricht deshalb auch vom immunologischen Gedächtnis. Dadurch behält unser Körper den ersten Kontakt mit jedem Pathogen »in Erinnerung« und kann bei weiteren Infektionen mit demselben Erreger schnell reagieren. Die Zellen der adaptiven Immunabwehr sind in der Lage, spezifische Strukturen, die Antigene, von fremden Organismen, aber auch von Zellbestandteilen oder gar Fremdkörpern zu erkennen und gezielt Abwehrmechanismen zu aktivieren. Zu den wichtigsten Zellen dieses Teils des adaptiven Immunsystems gehören dendritische Zellen, B-Zellen und T-Zellen. B-Zellen können spezifische, genau auf einen Erreger angepasste Antikörper produzieren. Nach einer überstandenen Infektion bleiben Gedächtniszellen und Antikörper in unserem Blutsystem erhalten.

Antikörper können Pathogene direkt erkennen und an spezifische Strukturen auf deren Oberfläche (Antigene) binden. Das ist schnell und effektiv, aber auch energetisch teuer, sodass die Anzahl der Antikörper gegen ein bestimmtes Antigen nach einigen Wochen massiv heruntergefahren wird. Allerdings bleiben die »Fabriken« für jeden spezifischen Antikörper, die B-Gedächtniszellen, meist ein Leben lang erhalten und können in kürzester Zeit die Produktion wieder hochfahren. Durch die Bindung von Antikörpern an Antigene auf der Oberfläche von Bakterien und Viren werden wiederum andere Zellen des Immunsystems rekrutiert, die markierte Strukturen bekämpfen oder wie Makrophagen schlicht auffressen. Man könnte sagen: Antikörper sind so etwas wie kleine Fahnen, die Krankheitserreger kennzeichnen, um sie für die Zellen des Immunsystems zu markieren. Es gibt fünf verschiedene Arten von Antikörpern: IgG, IgA, IgM, IgD und IgE (Ig steht hierbei für einen bestimmten Proteintyp, der als Immunglobulin bezeichnet wird).

Abschließend noch einmal – ohne ihre vielfältigen Funktionen hier wirklich im Detail erläutern zu können – zurück zu den T-Zellen, die in verschiedenen Ausführungen produziert werden. Ein bestimmter Subtyp kann einen Erreger direkt abtöten (Killer-T-Zellen). Noch wichtiger ist aber, dass bestimmte T-Subtypen andere Zellen des Immunsystems – dazu gehören z. B. Makrophagen (Fresszellen) oder B-Zellen – über direkten Kontakt oder über Botenstoffe steuern.

Auch bei Autoimmunerkrankungen spielen sie eine wichtige – eher unrühmliche – Rolle, denn vereinfacht gesagt erkennen die T-Zellen (und übrigens auch einzelne B-Zellen) bei der Autoimmunität fälschlicherweise bestimmte Proteine, die von körpereigenen Zellen genutzt werden (Selbst-Antigene). Dies kann etwa Insulin sein, was zu Diabetes-Typ-1 führt, oder es können Oberflächenproteine auf Gliazellen, die Axone ummanteln, im Gehirn sein, was zu Multipler Sklerose führt. Wenn fehlgeleitete T- und von B-Zellen produzierte Autoantikörper an solchen Selbst-Antigenen andocken, setzt das adaptive Immunsystem eine Immunantwort gegen den eigenen Körper in Gang. Teile des Immunsystems können also nicht mehr ordnungsgemäß zwischen Selbst und Nichtselbst unterscheiden und halten körpereigene Moleküle für etwas Fremdes. Dies kann zu milden Symptomen führen, aber eben auch zu Krankheiten, die die Lebensqualität und manchmal sogar das Leben selbst massiv gefährden.

Wie eine Autoimmunerkrankung entstehen kann

Es muss schon einiges schiefgehen, damit das Immunsystem nach einem extrem aufwendigen Trainingsprogramm auf so verwirrende und massive Art und Weise durcheinanderkommt. Nicht bei allen, aber bei den meisten Autoimmunerkrankungen sind Autoantikörper ursächlich verantwortlich. Alternativ können, wie gerade erläutert, auch T- und B-Zellen als Agenten dieses Angriffs dienen, und wahrscheinlich ist auch das eigene angegriffene Zielgewebe mit schuld, da es aktivierende Immunsignale sendet.

Moderne Techniken der Molekularbiologie, die es Wissenschaftlern ermöglicht haben, diese Zell- und Proteinpopulationen zu verfolgen, haben zu einer genaueren Definition von Autoimmunität geführt. Doch während die groben Umrisse heute klarer sind als zu Paul Ehrlichs Zeiten, liegen viele Details der verschiedenen Autoimmunkrankheiten immer noch im Dunkeln. Das ist bei Long-Covid nicht anders. Aber zumindest folgende drei Faktoren, die eine Autoimmunreaktion auslösen können, konnte man bisher ausmachen:

Faktor 1: Manche Menschen haben eine genetische Veranlagung. Diese ist keine Voraussetzung für eine spätere Autoimmunerkrankung, aber sie steigert die Wahrscheinlichkeit dafür.

Faktor 2: Der Organismus stellt zufällig B- oder T-Zellen her, die ein Selbst-Antigen erkennen. Diese Zellen bleiben zunächst harmlos, denn nur, wenn das angeborene Immunsystem Gefahr im Kontext dieser autoreaktiven T-Zellen signalisiert, kann es für den Menschen gefährlich werden.

Faktor 3: Eine Infektion provoziert das angeborene Immunsystem dazu, diese fehlerhaften (autoreaktiven) B- oder T-Zellen zu aktivieren. Wie genau Infektionen eine Autoimmunkrankheit auslösen, ist noch nicht abschließend geklärt, aber gerade in Bezug auf Long-Covid scheint dies der entscheidende Mechanismus zu sein.

Dass unser Immunsystem Selbst und Fremd manchmal nur schwer unterscheiden kann, liegt auch daran, dass molekulare Elemente von Pathogenen unseren körpereigenen Molekülen ähnlich sehen können, manchmal reicht hier ein Abschnitt auf einem Protein (Epitop genannt). Dieses Phänomen bezeichnet man als molekulare Mimikry (von engl. *mimicry* ›Nachahmung‹). Das bedeutet im Grunde nichts anderes, als dass die Form der Antigene von Pathogenen den Proteinen der eigenen Zellen – den Selbst-Antigenen – ähneln. So etwas kann Zufall sein, aber es könnte sich auch um eine Form des Versteckspiels zwischen Pathogenen und Immunsystem handeln, denn Krankheitserreger sind bestrebt, die Proteinformen ihrer Wirtsorganismen nachzuahmen. Diesen evolutiven Mechanismus kann man im Tierreich – auf einer viel offensichtlicheren Ebene – häufiger beobachten: Ein Tier versucht sich vor einem Jäger zu schützen, indem es optisch vorgibt, ein gefährliches Tier zu sein, oder die Form der Umgebung annimmt. Für einen Krankheitserreger – ob Virus oder Bakterium – ist unser Gewebe wegen des Immunsystems ein gefährliches Terrain. Da ist es eben eine Strategie, sich so zu tarnen, als wäre man Bestandteil dieses Dschungels!

Eine molekulare Mimikry ist oft gut gemacht, aber meistens nicht perfekt. Trotzdem reicht sie manchmal aus, um eine Immunreaktion gegen das eigene Gewebe anzuregen. Folgender Fall ist denkbar: Viren infizieren Zellen, und Bestandteile des Virus werden auf der Zelloberfläche präsentiert. In der riesigen Bibliothek der T-Zell-Rezeptoren gibt es mit großer Wahrscheinlichkeit welche, die diese Infektion erkennen. Der Haken ist nur: T- und B-Zellen haben zwar eine sehr hohe Spezifität für eine bestimmte Form eines Antigens, aber zudem noch schwächere gegen ähnliche Strukturen. Das Unglück nimmt dann seinen Lauf, wenn ein Virus ein Antigen besitzt, das einem Selbst-Antigen ähnelt.

Infiziert ein Virus also eine Zelle und diese präsentiert fremde Bestandteile auf ihrer Oberfläche, schüttet diese Zelle Entzündungsmediatoren (Zytokine) aus, die wiederum Makrophagen und auch dendritische Zellen dazu aktivieren, Gleiches zu tun, um das Signal zu verstärken – eine Entzündung wird in Gang gesetzt. Was mit dem angeborenen Immunsystem beginnt, greift auf das erworbene Immunsystem über: Dendritische Zellen sammeln Proben der Virus-Antigene ein – und davon könnte eine einem Selbst-Antigen ähneln. Die Entzündungsreaktion führt dazu, dass die Zellen in der Nähe des Virusbefalls MHC-Klasse-I-Moleküle präsentieren – nun auch mit dem Antigen, das einem Molekül des eigenen Körpers ähnelt. Zudem wandern die dendritischen Zellen in die Lymphknoten und können dort Killer-T-Zellen aktivieren, die dann, weil sich Fremd- und Selbst-Antigen ähneln, sowohl infizierte Zellen als auch eigene Körperzellen angreifen.

Hier kommt jetzt der entscheidende Punkt (denn Autoantikörper gab es wohl auch schon vor der Infektion): Es muss ein enger zeitlicher Bezug zu einer aktiven Infektion vorliegen, denn nur dann sind die Killer-T-Zellen durch bestimmte Zytokine aktiviert. Einige dieser T-Zellen werden so zu Gedächtnis-Killer-T-Zellen. Und diese können, auch wenn z. B. eine SARS-CoV-2-Infektion bereits abgeklungen ist, noch körpereigenes Gewebe angreifen, also selbst dann, wenn das Virus, das ursprünglich die Reaktion ausgelöst hat, schon aus dem Körper eliminiert wurde. So wird die mehr oder weniger zufällige Autoimmunreaktion zur Autoimmunerkrankung.

Hinzu kommt oft, dass aktivierte T-Helferzellen auch B-Zellen aktivieren, die sich dann auch auf das Selbst-Antigen »einschießen«. Reift so eine B-Zelle zu einer Plasmazelle, können deren Autoantikörper die Fähigkeit besitzen, sich in großen Mengen an Körperzellen anzudocken und sie für die Beseitigung zu markieren. Vor allem generieren die Plasmazellen, die in das Knochenmark wandern, von nun an beständig Autoantikörper gegen die eigenen Körperzellen. Die andauernd wiederkehrende Aktivierung des Immunsystems verursacht dann die gefürchteten chronischen Entzündungen. Diese inflammatorischen Prozesse können auf das Gehirn übergreifen und dort im Zuge einer Long-Covid-Erkrankung eine Neuroinflammation auslösen, wie im vorigen Kapitel erläutert.

Intermezzo: Wie eine Autoimmunreaktion ausgelöst wird

Wie schon mehrfach erwähnt, vermuten Wissenschaftler seit Langem einen Zusammenhang zwischen bestimmten Virusinfektionen und der Entwicklung von Multipler Sklerose (MS). 2022 gab es zwei wichtige Entdeckungen, was die Ursachen und die auslösenden Faktoren der Autoimmunität bei MS sind. Zunächst konnte gezeigt werden, dass aus einer Kohorte von 10 Millionen amerikanischen Soldaten *alle* 801 MS-Patienten im Laufe ihres Lebens vom Epstein-Barr-Virus (das zur Familie der Herpesviren gehört) infiziert worden waren. Da aber auch 95 % aller 10 Millionen insgesamt Untersuchten von EBV infiziert waren, bedeutet das: Eine EBV-Infektion ist wohl eine notwendige, aber nicht hinreichende Bedingung für eine Autoimmunreaktion im Gehirn. Hinzu kommen müssen außerdem genetische Risikofaktoren, die Ausstattung des Mikrobioms könnte eine Rolle spielen, und eventuell ist auch ein zweites infektions- (oder stress-)korreliertes Ereignis notwendig, um das im Körper eines Menschen mehr oder weniger schlafende Virus zu »wecken« und eine Autoimmunreaktion auszulösen. Solche Zusammenhänge vermutet man bei Long-Covid ebenfalls. Sie würden auch zum Zeitverlauf passen, denn viele Patienten berichten, dass ihre Long-Covid-Symptome 1–2 Wochen begannen, nachdem die ursprüngliche SARS-CoV-2-Infektion abgeklungen war. Dies wäre die Zeit, die das EBV bräuchte, um wieder »geweckt« zu werden.

Aber wie genau könnte EBV eine Autoimmunreaktion auslösen? 2022 fand ein großes Forscherteam aus Stanford zusammen mit Wissenschaftlern aus Heidelberg und Lübeck zumindest den Mechanismus, der Multiple MS auslöst: EBV verleitet das Immunsystem, Zellen im Gehirn anzugreifen. Die Studie zeigt,

dass 25 % der MS-Patienten Antikörper im Blut haben, die sich sowohl an ein Protein des Epstein-Barr-Virus (EBNAI genannt) binden als auch an ein im Gehirn und Rückenmark gebildetes Protein, das sogenannte Gliazellen-Adhäsionsmolekül (GlialCAM). MS wäre also zumindest bei einem hochsignifikanten Anteil der Patienten ein Fall von molekularer Mimikry. Der krankheitsauslösende Schritt könnte der Übergang von B-Zellen, die Autoantikörper gegen Oberflächenproteine von Gliazellen produzieren, in das Gehirn sein. Die B-Zellen sind hier auch noch in anderer Hinsicht verdächtig, denn sie sind der Ort im Körper (of all places ...), in die sich das EBV für viele Jahre zurückzieht, ohne weiteren Schaden anzurichten – zunächst jedenfalls.

Warum Frauen häufiger Autoimmunerkrankungen erleiden

Nimmt man alle Autoimmunerkrankungen zusammen, sind zwei Drittel aller Erkrankten Frauen und damit im Vergleich zu Männern auffallend oft betroffen. Zu den Autoimmunerkrankungen gehören neben der bereits genannten Multiplen Sklerose rheumatoide Arthritis und die Hashimoto-Thyreoiditis (eine Krankheit, bei der die Schilddrüse chronisch entzündet ist). Autoimmunkrankheiten gelten heute als fünfthäufigste Todesursache bei Frauen unter 65 Jahren. Frauen erkranken 9-mal häufiger an Hashimoto-Thyreoiditis und 16-mal häufiger als Männer am Sjögren-Syndrom, bei dem das Immunsystem die Drüsen angreift, die Tränen und Speichel produzieren. Es war Sjögren, das die Tennisspielerin Venus Williams 2011 zur Aufgabe bei den US Open zwang und wie etliche andere Autoimmunerkrankungen das Leben vieler anderer Frauen maßgeblich beeinflusst.

Schwangerschafts-Kompensations-Hypothese

Das Autoimmunproblem für Frauen hat seinen Ursprung möglicherweise bereits vor 65 Millionen Jahren. Die Dinosaurier starben gerade aus, und eine neue Tierfamilie machte sich auf ihren evolutiven Weg: die Säugetiere. Bei ihnen besitzen die weiblichen Tiere eine Plazenta, in der die Nachkommen heranwachsen. Heute könnte genau das den Schlüssel für eines der größten Rätsel der Humanmedizin enthalten. Damals kamen evolutiv zur ungefähr gleichen Zeit drei Entwicklungen zusammen: die Plazenta, die den Fötus versorgt, die Entstehung der Geschlechtschromosomen und zahlreiche neue, vor allem immunologisch aktive Gene auf dem X-Chromosom.

Manche Evolutionsbiologen sehen in der Plazenta den Grund dafür, dass Frauen so überproportional von Autoimmunerkrankungen betroffen sind. In einem Artikel der Zeitschrift *Trends in Genetics* schlug Melissa Wilson zusammen mit ihren Kollegen von der Arizona State University eine Erklärung vor, die als »Schwangerschafts-Kompensations-Hypothese« bezeichnet wird. Sie verweist darauf, dass das weibliche Immunsystem mit der Plazenta ein erbittertes Tauziehen veranstaltet und dabei immer wieder die Balance verliert. Nach dieser Hypothese haben Frauen – und alle Plazenta-Säugetiere – sich so entwickelt, dass sie (sofern man den Dingen ihren Lauf lässt) viele Jahre ihres Erwachsenenlebens schwanger sind. In modernen Jäger-Sammler-Populationen war und ist es nicht ungewöhnlich, dass Frauen acht bis zwölf Kinder haben. Obwohl es anstrengend klingen mag (und es sicher auch ist!), so viele Babys zu gebären, kann der Körper von Frauen problemlos damit fertig werden.

Wenn die Plazenta während der Schwangerschaft wächst, sendet sie Signale an das Immunsystem der Mutter, um seine Aktivität zu ändern. Sonst würde der Körper der Mutter die Plazenta mit dem Fötus abstoßen, denn er enthält neben den genetischen Merkmalen der Mutter auch die des Vaters und könnte damit als »Fremd« eingestuft werden. Dies kann sogar bedeuten, dass das

Immunsystem vorübergehend heruntergefahren wird. Wird das Immunsystem zu stark gedämpft, besteht allerdings die Gefahr, dass Frauen anfällig für Krankheitserreger werden – was sich auch auf den Fötus ungünstig auswirken würde. Stattdessen wird das Immunsystem der Mutter während des Erwachsenenalters auf andere Weise aktiviert, um gegenüber Pathogenen wachsam zu bleiben, selbst wenn bestimmte Zweige des Immunsystems während der Schwangerschaft inaktiv werden.

Kompliziert werden die Dinge möglicherweise dadurch, dass Frauen heute nicht mehr fortwährend schwanger sind. Sie haben tendenziell weit weniger Kinder, in Deutschland im Durchschnitt weniger als zwei. Eine Unterdrückung des Immunsystems an der vorgesehenen Stelle findet also weit weniger statt – auch wenn es dieses Zurückgedrängt-Werden gewissermaßen »erwartet«. Dadurch könnte das Immunsystem zu aggressiv werden und unnötig hochfahren. Es beginnt, nach Feinden zu suchen, und trifft dabei auch immer auf körpereigene Gewebe.

Diese Hypothese beantwortet zwar nicht die Frage nach dem Wie, aber vielleicht die, warum es so gravierende Unterschiede zwischen Männern und Frauen bei immerhin fast 80 Krankheiten gibt. Wie hoch der Erklärungswert wirklich ist, muss sich aber erst noch zeigen. Kritische Stimmen aus der Wissenschaft wie die von David Hafler, Professor für Neurologie an der Yale School of Medicine, geben zu bedenken, dass Hypothesen schnell aufgestellt sind, das eigentlich Mühsame aber die Daten und Experimente seien, um diese Hypothesen zu untersuchen und gegebenenfalls zu bestätigen. In unserem Fall könnten Wissenschaftler beispielsweise untersuchen, ob die Anzahl der Schwangerschaften einer Frau sich auf ihr Risiko für eine Autoimmunerkrankung auswirkt. Oder gibt es vielleicht Unterschiede zwischen Säugetieren in freier Wildbahn und Zootieren? Letztere bekommen oft Verhütungsmittel, und die Frage wäre, ob dies einen Einfluss auf ihre Autoimmunreaktionen hat.

Hormonelle Gründe

Eine weitere Beobachtung bei Autoimmunerkrankungen ist, dass der Krankheitsbeginn bei Frauen auffällig häufig mit hormonellen Übergangsphasen korreliert. Lupus (genauer: systemischer Lupus erythematodes, SLE) und MS zeigen ihre ersten Schübe in der Regel erstmals nach der Pubertät. Andere Autoimmunkrankheiten wie die rheumatoide Arthritis treten oft erst nach der Menopause auf. Während der Schwangerschaft kann sich die Symptomatik erheblich verändern, bei Patientinnen mit MS oder Morbus Basedow (das eine Schilddrüsenüberfunktion auslöst) gehen die Beschwerden dann meist zurück.

Eine Gemeinsamkeit dieser Übergangsphasen ist eine Veränderung bei den Geschlechtshormonen Östrogen, Progesteron und Testosteron. Einen Hinweis in eine ähnliche Richtung geben auch Hormonersatztherapien mittels Östrogenen, die das Lupusrisiko deutlich erhöhen. Tatsächlich zeigen Genregulationsstudien, dass vor allem Östrogene Immunfunktionen modulieren, z. B. erhöht Östrogen das Ablesen des Gens für Interferongamma – ein Zytokin, von dem bekannt ist, dass es der Pathogenabwehr dient, das aber auch Autoimmunreaktionen verstärken kann. Östrogen aktiviert zudem B-Zellen des Immunsystems, die wiederum Antikörper produzieren, um damit – normalerweise – körperfremde Strukturen für den Angriff zu markieren.

Wie schon beschrieben, kreisen im menschlichen Körper fortwährend Autoantikörper, die oft harmlos bleiben, zuweilen aber auch körpereigene Zellen für einen Angriff markieren. An der Stelle könnte Progesteron ins Spiel kommen. Es hat eine Schlüsselfunktion bei der Schwangerschaft selbst und steuert nebenbei auch Immunfunktionen. Dementsprechend haben viele T-Zellen und Makrophagen auf ihrer Oberfläche Rezeptoren für Progesteron, die u. a. bewirken, dass die Antikörperproduktion – auch die von Autoantikörpern – hochgefahren wird. Nun aktivieren verschiedene Typen von T-Zellen das Immunsystem oder fahren es herunter. Ein Anstieg des Progesteronspiegels könnte erklären, weshalb die Symptome von rheumatoider Arthritis und MS während der Schwangerschaft oft zurückgehen. Denn diese Krankheiten beruhen auf T-Zellen-vermittelten Immunreaktionen. Diese Reaktionen werden durch Progesteron gedämpft. Oder anders ausgedrückt: Progesteron dämpft T-Zellen, die wiederum die Autoimmunität vermitteln, auf der diese Krankheiten beruhen. Bei MS-Patientinnen erhöht sich entsprechend kurz nach der Entbindung das Risiko für einen Krankheitsschub, wohl auch deshalb, weil dann der Progesteronspiegel stark abfällt.

Auch Testosteron spielt eine Rolle. Es kommt bei Frauen in viel geringerem Maß als bei Männern vor, und es hat eine dämpfende Wirkung auf das Immunsystem. Auch das könnte der Grund sein, warum Männer hochsignifikant seltener Autoimmunerkrankungen bekommen. Diese Hypothese wird gestützt durch Daten von Frauen, die an MS erkranken. Sie weisen häufig einen besonders niedrigen Testosteronspiegel auf. Umgekehrt haben Männer ein deutlich erhöhtes Risiko für bestimmte Autoimmunleiden wie Lupus und rheumatoide Arthritis, wenn aufgrund genetischer Defekte die Hoden weniger Testosteron produzieren.

Auch während der Ausbildung von T-Zellen im Thymus wirken weibliche Sexualhormone aus noch unbekannten Gründen hemmend auf ein Gen, das die Selektion der T-Zellen reguliert: AIRE (**A**uto**i**mmun-**Re**gulator). Es ist beteiligt an der Eliminierung von T-Zellen, die versehentlich körpereigene Proteine erkennen und deshalb noch im Thymus aussortiert werden. Vor einigen Jahren fanden Immunologen an der Pariser Sorbonne heraus, dass Progesteron und Östrogen das AIRE-Gen hemmen, während Testosteron es verstärkt aktiviert. Vor allem nach der Pubertät geht die Aktivität des AIRE-Gens zurück. Dies hat vermutlich die Konsequenz, dass im weiblichen Körper mehr autoreaktive T-Zellen zirkulieren und sich damit das Risiko einer Autoimmunerkrankung erhöht.

Genetische Unterschiede

Ein weiterer Unterschied zwischen Männern und Frauen ist der Chromosomensatz. Frauen haben zwei X-Chromosomen. Man weiß heute, dass das zweite X-Chromosom, das man für inaktiviert hielt, gerade in Immunzellen aktiv ist und dort einige Gene in Proteine übersetzt (sie werden also noch abgelesen) – viele davon sind Gene des Immunsystems, die immunologische Reaktionen verstärken können. Dazu passt auch die Beobachtung, dass Männer, die neben ihrem Y- zwei X-Chromosomen besitzen (Klinefelter-Syndrom), ein 14-fach höheres Lupusrisiko haben als Männer mit normalem Chromosomensatz.

Der evolutive Grund all dieser Unterschiede scheint, wie oben ausgeführt, zu sein, dass der weibliche Körper den während der Schwangerschaft heranwachsenden Fötus toleriert, der aufgrund der genetischen Merkmale des Vaters eigentlich als »fremd« angesehen werden müsste und entsprechend den Angriffen des mütterlichen Immunsystems ausgesetzt sein würde. Eventuell dient das zweite X-Chromosom dazu, das Immunsystem zu stärken, wenn eine Frau nicht schwanger ist, bzw. es auszubremsen, wenn eine Schwangerschaft vorliegt. So kann das Immunsystem von Frauen flexibel auf wechselnde und zeitlich begrenzte Umstände reagieren. Am Beginn einer Schwangerschaft helfen Signalfaktoren des Immunsystems sogar der Plazenta, neue Blutgefäße zu bilden. Doch je weiter der Fötus heranwächst, umso mehr nimmt die Aktivität des Immunsystems ab – um dann kurz vor dem Geburtstermin wieder zuzunehmen.

Die Hypothese, dass in den letzten Jahrzehnten Autoimmunerkrankungen allein deshalb zugenommen haben, weil es weniger Schwangerschaften gab, ist aber in dieser vereinfachten Form vermutlich nicht haltbar. Wahrscheinlich spielen auch die besseren hygienischen Bedingungen eine Rolle. Möglicherweise wird unser Immunsystem in Umgebungen mit wenigen Fremdkörpern zu wenig trainiert. Kinder, die auf dem Land aufwachsen, sind z. B. mehr Allergenen von Tieren ausgesetzt. Sie zeigen weniger Autoimmunkrankheiten, das gilt für Jungen wie Mädchen. Außerdem sollte man auch die wegen der »westlichen« Ernährungsweise veränderten Mikrobiom-Zusammensetzungen nicht außer Acht lassen. Zumal das Mikrobiom auch durch Sexualhormone beeinflusst wird und somit über die Hormone indirekt ein Milieu generiert, in dem sich möglicherweise bei Frauen mehr Mikroorganismen einnisten, die ein Potenzial haben, Autoimmunkrankheiten zu induzieren (was sicher ein evolutiver Unfall ist).

Die Unterschiede im Immunsystem zwischen Männern und Frauen erklären zu einem erheblichen Teil, warum weniger Frauen einen schweren Covid-19-Verlauf erleiden: Ihr Immunsystem reagiert schneller als das – durch Testosteron und andere Faktoren bedingt – langsamere Immunsystem von (vor allem älteren) Männern. Doch genau dieses schnellere Immunsystem sorgt wohl dafür, dass Frauen über eine Aktivierung von Autoimmunreaktionen stärker von Long-Covid betroffen sind. Selbst nach einem milden Akutverlauf können lang anhaltende, oft versteckte Autoimmunantworten hervorgerufen kann, die zu einem Teil der beschriebenen Long-Covid-Symptome führen.

Umso unverständlicher, dass Aya Sugiyama von der Hiroshima-Universität in Japan in einer Studie zeigen konnte, dass Long-Covid-Patienten (vor allem Frauen) bis ins Jahr 2022 hinein nach Selbstauskünften in 43 % aller Fälle als wehleidig stigmatisiert, diskriminiert oder in ihren Symptomen nicht ernst genommen wurden.

Wie Autoimmunreaktionen an Long-Covid beteiligt sein könnten

Das Risiko einer Autoimmunreaktion wird offenbar erhöht, wenn chronische entzündliche Reaktionen entstehen, deren Ursache darin liegt, dass das SARS-CoV-2-Virus nicht vollständig im Körper eliminiert wurde und das Immunsystem dauerhaft auf die immer noch vorhandenen Viruspartikel bzw. das Virus selbst reagiert. Dieses entzündliche immunologische Milieu scheint auch einer der Gründe zu sein, warum bei einigen Menschen das Risiko einer Autoimmunerkrankung erhöht ist – die milde Reaktion des Immunsystems auf das Virus reicht dann gerade aus, das Virus aus der Lunge und dem Blut zu eliminieren; in den anderen Organen können sich jedoch noch Viruspartikel befinden.

Warum Menschen, die die gleiche Infektion mit dem gleichen Virus durchmachen und nur milde Symptome zeigen, längerfristig so unterschiedlich reagieren, könnte also damit zusammenhängen, ob ein Restvirus im Körper verblieben ist oder nicht. Möglicherweise hält das zum Beispiel im Darm noch existierende Virus das Immunsystem weiterhin auf Sparflamme und damit konstant in einem aktiven Zustand, was dann Teile des Immunsystems, etwa die oben erwähnten T-Zellen, ermüden lässt. Eine solche Kaskade könnte, wenn man sie weiterdenkt, auch erklären, warum bei einem Teil der Long-Covid-Patienten eine ruhende Virusinfektion wieder aufkeimt und möglicherweise, wie beim EBV eine Autoimmunreaktion auslöst. Genauso können Autoimmunreaktionen aber auch durch die Ähnlichkeit von SARS-CoV-2-Bestandteilen mit Motiven unserer eigenen Proteine angefacht werden. Eine andere Möglichkeit besteht darin, dass Autoantikörper, die schon vor der Infektion im Körper kreisten, hochreguliert werden und erst nach der Immunaktivierung von SARS-CoV-2 zum Ausbruch einer Autoimmunerkrankung führen.

Hintergrund dieser Hypothese ist, dass auch gesunde Menschen im Blut nachweisbare Autoantikörper in geringen Mengen bilden. Diese bleiben aber meist unbemerkt und sind zunächst gesundheitlich unauffällig. Genau genommen ist es sogar noch etwas komplizierter: Lymphozyten (T- und B-Zellen) binden durchaus häufig auch an Oberflächenproteine der eigenen Körperzellen, haben aber nur eine geringe Bindungsneigung (sie sind »niedrig affin«) und werden immunologisch nicht aktiviert. Diese

Affinität kann erhöht werden, wenn – wie z. B. bei der Lupus-Erkrankung nachgewiesen – eine Infektion durch ein Pathogen vorliegt, das auf seiner Oberfläche Marker (Antigene) hat, die vom Immunsystem bekämpft werden. Hier kommen eine genetische Prädisposition – eigene Oberflächen-Marker werden von Lymphozyten erkannt – und ein Umweltfaktor (eine Infektion) zusammen und lösen eine Autoimmunreaktion aus. Manche Menschen könnten also dazu veranlagt sein, Autoantikörper zu produzieren, die während einer Infektion zusammen mit der generellen Mobilmachung des Immunsystems hochreguliert werden.

Außerdem könnte es durch eine SARS-CoV-2-Infektion im gesamten Körper zum Absterben infizierter Zellen kommen, wodurch auch größere Mengen von eigenen Proteinen freigesetzt werden. Ein Teil dieser Moleküle befindet sich normalerweise im Zellinneren, daher kommen sie nicht mit dem Immunsystem in Kontakt. Aber wenn sie nicht ordnungsgemäß entsorgt werden, können sie auch bis dahin inaktive B- und T-Zellen aktivieren. Gezeigt werden konnte dies für die Immunreaktion gegen herzspezifische Antigene nach einem Herzinfarkt, die normalerweise schnell abklingt, sobald die Zelltrümmer entsorgt sind. Wenn die »Aufräumarbeiten« aber genetisch bedingt weniger effektiv ablaufen oder es Stressreaktionen oder parallele Infektionen gibt, kann sich auch hier eine Autoimmunkrankheit entwickeln. Es ist denkbar, dass auch bei einer SARS-CoV-2-Infektion vergleichbare Mechanismen ablaufen – dazu passt auch der zeitliche Rahmen: Viele Long-Covid-Patienten entwickeln erst ein bis zwei Wochen, nachdem die akute Covid-19 Infektion überwunden ist, Symptome.

Weitere Studien fanden inzwischen Hinweise darauf, dass SARS-CoV-2 das Immunsystem veranlassen könnte, Autoantikörper zu produzieren, die das körpereigene Gewebe angreifen. Mittlerweile haben eine Reihe von Studien zeigen können, dass viele der untersuchten Long-Covid-Patienten Autoantikörper gegen Proteine auf Nervenzellen im Gehirn, in den Blutgefäßen und im Herzen besitzen. Auffällig daran ist, dass es sich dabei auch um maßgeblich von Long-Covid betroffene Organsysteme handelt.

Eine weitere Möglichkeit, wie Pathogene Autoimmunität auslösen könnten, besteht darin, dass ein Teil der pathogenspezifischen Proteine zufällig menschlichen Zellproteinen ähneln, ein Phänomen, das man, wie schon erwähnt, als molekulare Mimikry (Nachahmung) bezeichnet. Sie ist zum Beispiel beim Epstein-Barr-Virus bekannt und bei einem Bakterium, *S. pyogenes*. Es besitzt ein M-Protein, das Proteine nachahmt, die im menschlichen Herzen exprimiert sind. Die Antikörper gegen das M-Protein greifen dann auch Zellen des Herzens an. In diesem Sinne könnte es also sein, dass – getriggert durch eine starke Immunreaktion – Antikörper gegen SARS-CoV-2 im menschlichen Immunsystem reifen. Dabei werden die »Schlüssel« immer genau so »gefeilt«, dass sie auf das Oberflächen-Virus»schloss« (meist das Spike-Protein) passen. Bei diesem Prozess können auch Antikörper entstehen, die eigene Körperzellen erkennen. Ein solchermaßen dereguliertes Immunsystem greift den Körper selbst an und ist unter Umständen nur noch schwer abzustellen. In so einem Fall könnten nicht nur chronische Entzündungen, sondern auch eine Autoimmunerkrankung entstehen.

Dass Autoimmunreaktionen auch bei einer akuten Covid-19-Infektion eine wichtige Rolle spielen, konnte bereits 2020 durch Jean-Laurent Casanova von der Rockefeller University in New York gezeigt werden. Casanova und sein Team berichteten, dass 10 % der Patienten mit schwerem Covid-19-Verlauf Autoantikörper hatten, die die Wirkung von Interferon (Typ 1) durch blockierten. Die Immunologen fanden solche Autoantikörper auch bei Menschen *vor* einer SARS-CoV-2-Infektion (ohne dass vorher eine Autoimmunkrankheit erkennbar war!). Das legt die Vermutung nahe, dass einige Menschen genetisch veranlagt sind, Antikörper gegen das eigene Interferon zu produzieren, und diese destruktive Produktion von Autoantikörpern dann unter Infektionsbedingungen hochgefahren würde. Vergleichbares könnte auch im Zusammenhang mit Long-Covid geschehen.

Unklar bleibt aber weiter, ob eine SARS-CoV-2-Infektion das Immunsystem dazu veranlasst, Autoantikörper zu bilden, oder ob die infizierten Personen diese bereits – unbemerkt und klinisch unauffällig – im Blut hatten, wie man das beim Interferon vermutet. Auch wurden Autoantikörper gegen Phospholipide (Fettsäuren mit Phosphorresten, die ganz generell an zellulären Signalkaskaden beteiligt sind) verdächtig häufig bei Long-Covid-Patienten gefunden. Dies ist vor allem besorgniserregend, weil diese Phospholipide eine wichtige Rolle bei der Kontrolle der Blutgerinnung spielen. Wenn sie durch einen Angriff des eigenen Immunsystems gestört werden, kann es zu einer gesteigerten Blutgerinnung und zur Bildung von Thromben kommen, die dann Blutgefäße verstopfen.

Das Immunsystem ist eine komplexe »Maschine« mit vielen zellulären und molekularen Komponenten, von denen jede einzelne ausfallen und Symptome verursachen oder übersteigert reagieren kann. Neben den genannten Komponenten könnten bei Long-Covid-Fällen auch Makrophagen fehlgeleitet sein, also die Zellen, die normalerweise für die Erkennung und Eliminierung schädlicher Eindringlinge zuständig sind. Sie könnten sich nach einer SARS-CoV-2-Infektion aber auch gegen unschuldige, nicht virusproduzierende Körperzellen richten. Manche Long-Covid-Patienten weisen eine abnorme Aktivierung ihrer B-Zellen auf – weiße Blutkörperchen, die maßgeschneiderte Antikörper produzieren, um bestimmte Krankheitserreger zu bekämpfen. Bei Autoimmunerkrankungen scheinen die B-Zellen – vor allem bei Frauen – eine ungewöhnliche Menge und Vielfalt von Autoantikörpern zu bilden, die statt Eindringlingen die körpereigenen Zellen angreifen. Dies wird auch bei SARS-CoV-2 vermutet, denn man hat in verschiedenen Studien solche Autoantikörper schon vor einer SARS-CoV-2-Infektion entdeckt, die zu diesem Zeitpunkt noch keinen Immunschaden anrichteten. Andere Patienten, wieder vor allem Frauen, haben auch noch lange nach der akuten Infektion mit SARS-CoV-2 niedrigere Interferonwerte. Wiederum andere Patientinnen haben mit langfristig verringerten und »erschöpften« T-Zellen zu kämpfen, die nur noch schwach auf Infektionen reagieren. Als Teil des Immunsystems haben T-Zellen eigentlich die Aufgabe, infizierte Zellen zu zerstören und die B-Zellen auf das Vorhandensein von Krankheitserregern aufmerksam zu machen, sodass geeignete Antikörper gebildet werden können. Laborstudien von Dr. Koralniks von der Neuro-COVID-19 Clinic am Northwestern Memorial Hospital in Chicago haben ergeben, dass Patienten, die nach eigener Auskunft an Gehirnnebel leiden, im Vergleich zu ebenfalls infizierten Menschen, die keine Long-Covid-Symptome aufweisen, eine veränderte T-Zell-Antwort zeigen.

Die Autoimmunitäts-Hypothese würde, wie bereits erwähnt, auch erklären, wieso viele Symptome von Long-Covid zeitverzögert auftreten, also erst zu einem Zeitpunkt, zu dem die Corona-Patienten schon geglaubt hatten, die Infektion überstanden zu haben. Wenn die Autoantikörper durch die viral verursachte Entzündung vermehrt oder erst gebildet werden, dauert es einige Wochen, bis sie sich im Immunsystem aufbauen und ihre volle Wirkung entfalten. Gelangen Autoantikörper in das Gehirn, können sie dort durch weitere Entzündungsreaktionen (Neuroinflammation) neurologische Symptome auslösen. Immunologen haben mehr als zwei Dutzend weitere auf das Gehirn gerichtete Antikörper ausfindig gemacht, von denen die meisten bei Patienten mit Autoimmunerkrankungen des zentralen Nervensystems zu finden sind. Die Rolle, die diese Antikörper bei neurologischen/psychischen Symptomen bei Long-Covid spielen, ist Gegenstand aktueller Untersuchungen auch meiner Arbeitsgruppe.

Bei einem Teil der Long-Covid-Patienten liegt die Ursache ihrer Symptome möglicherweise in einer zytokinvermittelten Reaktion in das Gehirn hinein. Auch hier wäre das Immunsystem, welches in Teilen überreagiert, beteiligt, da es im Gehirn eine chronische Neuroinflammation auslöst. Dies geschieht zwar durchaus häufiger bei einer Virusinfektion, ist aber bei Covid-19 besonders wahrscheinlich. Eine außer Kontrolle geratene Entzündung, verursacht durch Zytokine (Moleküle, die die Entzündung anheizen), ist ein Kennzeichen von Covid-19 und könnte als Kollateralschaden Long-Covid auslösen.

Hier kommt jetzt auch die immunologische Vorgeschichte der einzelnen Patienten ins Spiel. Denn bei Menschen, deren Risiko, eine Autoimmunerkrankung zu entwickeln, höher ist – dazu gehören Frauen, Diabetiker und Menschen, die vorher eine Virusinfektion mit EBV, anderen Corona- oder Grippeviren hatten –, könnte ein vorher kaum bemerktes Potenzial für eine Autoimmunerkrankung zum Ausbruch kommen. Solche Erkrankungen werden in der Regel im mittleren Alter diagnostiziert – was wiederum mit dem vom King's College in London festgestellten Altersgipfel bei Long-Covid übereinstimmt –, und sie treten häufiger bei Frauen auf, genau wie Long-Covid. Wie oben aufgeführt, vermutet man als Ursache für diese Unterschiede Geschlechtshormone, die bei Männern und Frauen die Immunreaktionen auf verschiedene Art und Weisen beeinflussen. Hinzu kommen unterschiedliche Genaktivitäten auf dem weiblichen X-Chromosom und die Beobachtung, dass die Zusammensetzung der Darmflora bei den Geschlechtern unterschiedlich ist, da Östrogene auch diese beeinflussen.

Zusammenfassend kann man festhalten, dass Autoimmunreaktionen bei Long-Covid eine erhebliche Rolle spielen. Wenn der Haupteffekt auf bereits vor der Infektion vorhandenen Autoantikörpern beruht (was erklären würde, warum es 10 % der Covid-19-Fälle betrifft und 90 % nicht), wäre es einfach eine Frage der Autoantikörper-Lotterie, wen es trifft und wen nicht. Möglicherweise werden aber auch Viren reaktiviert, die schon vor der SARS-CoV-2-Infektion im Körper ruhten, nun wieder beginnen, sich zu teilen, und ein hohes Potenzial haben, Autoimmunkrankheiten auszulösen. Als dritte Möglichkeit könnte eine Ähnlichkeit in Segmenten von Proteinen in SARS-CoV-2 mit menschlichen Proteinen Autoimmunreaktionen auslösen. Es hat sich also schon einiges an Hypothesen, aber auch an Wissen über Long-Covid angesammelt – allerdings noch lange nicht genug, um gezielt die verschiedenen Symptome von Long-Covid auf spezifische Ursachen, die man behandeln könnte, zurückzuführen. Hier ist also noch weitere Forschung notwendig, die wir gesellschaftlich, aber auch aus Sicht der Patienten und ihrer Angehörigen einfordern sollten.

Kapitel 5: Was hilft? Therapien, Behandlungen und Wirkmechanismen

Franz Kafkas Parabel *Vor dem Gesetz* erzählt folgende Geschichte: Ein Mann vom Lande steht vor dem Tor des Gesetzes und bittet dort um Einlass. Der Wächter – der aus der Ferne mächtig aussieht, aus der Nähe ungepflegt wirkt – warnt den Mann, dass noch nie jemand durch dieses Tor gegangen sei. Er erwähnt auch, dass sich dahinter ein weiteres Tor befinde mit einem Wächter, der noch mächtiger sei. Also zieht sich der Mann einfach zurück und verbringt seine Tage – die zu Jahrzehnten werden – vor dem Tor und fragt sich gelegentlich, was es mit dem Tor auf sich hat und wohin es führt. Schließlich, als der Mann weiß, dass sein Tod nahe ist, fragt er den Wächter: »Warum ist in der ganzen Zeit, die ich vor diesem Tor des Gesetzes warte, noch nie jemand durch das Tor gegangen?« »Weil«, antwortet der Wächter, »dieses Tor nur für dich bestimmt war … aber nun ist es zu spät.« Und schließt das Tor.

Long-Covid als Herausforderung für die Medizin

Für einen Wissenschaftler wie mich bietet diese Parabel eine ganz eigene Interpretationsmöglichkeit. Denn zum einen möchte ich selbst Türen zu neuen Erkenntnissen öffnen – viele Türen, eine nach der anderen. Und ganz konkret auf die Covid-19- und die Long-Covid-Erkrankung bezogen, ist die Geschichte auch eine

Erinnerung daran, dass jeder Mensch einzigartig ist. In seinem Lebensweg, aber – und hier sind wir wieder beim Thema – auch hinsichtlich seiner genetischen Voraussetzungen, der Erfahrungen sowie der Ausstattung seines Immunsystems und seines Mikrobioms. Vielleicht sind wir sogar unergründlich, bis hin zu den molekularen Details, aus denen unser Körper besteht.

Meines Erachtens erklärt sich vieles am Krankheitsverlauf und bei der Heilung von Long-Covid nicht nur aus der Virusinfektion selbst, sondern auch oder vor allem aus der Reaktion des Immunsystems, unserer genetischen Ausstattung und dem Mikrobiom – im Grunde aus der Einzigartigkeit jedes einzelnen Patienten. Autoimmunassoziierte Reaktionen und die Immunaktivität selbst sehe ich wie ein vielfach in sich zurückgeflochtenes Band, das mit dem Krankheitsverlauf assoziiert ist und das Geschehen bei Long-Covid stärker bestimmt als die ursprüngliche SARS-CoV-2-Infektion.

Um eine Lösung für die Prävention und die therapeutische Behandlung von Long-Covid zu finden, bedürfte es einer personalisierten/individualisierten Medizin, die die Therapie auf eine präzise Long-Covid-Diagnose und maßgeschneidert auf jeden einzelnen Patienten – zumindest aber typische Patientengruppen mit gemeinsamen Merkmalen – abstimmt. Ideal wäre es, das individuelle Risikoprofil eines Menschen zu ermitteln, inklusive genetischer Analysen, vor allem was die individuelle, angeborene Ausstattung in Bezug auf das Interferon-Immunabwehrsystem und die Zusammensetzung des Mikrobioms angeht. Außerdem wären ein Screening auf bekannte Autoantikörper und die Detektion vorheriger, oft unbemerkter viraler Infektionen sinnvoll, von denen bekannt ist, dass sie Autoimmunreaktionen triggern können.

Bei all diesen Fragen geht es meines Erachtens darum, Krankheit als eine Dysbalance des gesamten Körpers zu betrachten, also als Verlust der Homöostase. Krankheiten wirklich zu verstehen, setzt eine individualisierte Betrachtung voraus – die unser Gesundheitssystem im Moment allerdings kaum leisten kann.

Bei den hier vorgestellten, aktuell diskutierten Behandlungs-

und Therapieideen kommt noch eine Schwierigkeit hinzu, die in den vorigen Kapiteln schon anklang: Es fehlt bislang an diagnostischen Methoden, um bestimmte Long-Covid-Symptome überhaupt zweifelsfrei zu erkennen. Bislang gab es weder spezifische Biomarker noch kausal begründete, in Studien genügend belegte Ursache-Wirkung-Mechanismen. Doch inzwischen besteht Hoffnung, dass – wie in Kapitel 2 beschrieben – erste Biomarker gefunden wurden: eine verminderte Cortisol-Konzentration und eine erhöhte IL-8-Expression.

Aber auch das ändert nichts daran, dass an vielen Stellen, etwa bei den neuroinflammatorischen Komponenten der Long-Covid-Erkrankung, noch passende Medikamente fehlen.

In diesem Kapitel versuche ich – soweit das überhaupt schon möglich ist – aufzuzeigen, welche Therapien und Behandlungsformen zurzeit angewendet und diskutiert werden und welche Wirkmechanismen dahinterstecken. Dabei werde ich auch aufzeigen, was jeder selbst tun kann, um das Risiko, an Long-Covid zu erkranken, zu minimieren und was man selbst zur Besserung beitragen kann, wenn man betroffen ist. Ganz praktisch soll auch erklärt werden, wann und wie man nach einer Long-COVID-Erkrankung wieder mit Sport beginnen und wie man seine Rückkehr an den Arbeitsplatz vorbereiten bzw. gestalten kann.

Dringend rate ich davon ab, sich ohne Kontrolle eines Hausarztes oder einer Fachklinik mit potenziell vielleicht wirksamen Medikamenten zu versorgen! Denn es gilt in jedem einzelnen Fall genau abzuwägen, was die Kosten-Nutzen-Effekte sind, ob also beispielsweise durch die Immunreaktion auf SARS-CoV-2 auftretende Blutgerinnsel mit Blutverdünnern zu behandeln sind oder ob damit ein zu großes Risiko verbunden ist.

Patienten, Angehörige und Ärzte können über die Internetseite des AWMF (Arbeitsgemeinschaft der Wissenschaftlichen Medizinischen Fachgesellschaften) die Leitlinien der Behandlung und deren Hintergründe abrufen:

https://www.awmf.org/leitlinien/detail/ll/020-027.html

Hier gibt es Dokumente zur Leitlinie selbst (für Ärzte), aber auch Patienteninformationen.

Der aktuelle Stand der Leitlinie bei Drucklegung dieses Buches ist der 17.08.2022 (Status: in Überarbeitung), gültig bis 31.08.2023.

Vorbeugung

Eines der Hauptprobleme bei der Erforschung von Long-Covid ist seine Komplexität: Dutzende von Symptomen, verschiedene Ursachen, unterschiedliche Behandlungen, Impfschutz, Delta/Omikron-Varianten, Auswirkungen auf Alter und Geschlecht, Entwicklung im Laufe der Zeit – die Therapie ist ein Wurf auf eine bewegliche Zielscheibe. Diese Komplexität wirkt lähmend auf Politik, öffentliche Wahrnehmung, Grundlagenforschung und das Gesundheitswesen. Viele Menschen ahnen, das Long-Covid schlimm ist, aber niemand weiß so richtig, wie schlimm. Wie vorsichtig sollte man sein? Lohnt es sich, deswegen immer noch einen Mund-Nase-Schutz zu tragen? Zu Hause zu bleiben?

Immer wieder liest man, man solle sein Immunsystem stärken, um eine Infektion mit SARS-CoV-2 zu verhindern oder um sie, wenn sie denn doch passiert, schnell und ohne Schaden einzudämmen. Aber auch das Gegenteil ist zu hören: Man solle das Immunsystem dämpfen, um eine überschießende Immunreaktion zu verhindern, die dann zu Long-Covid führt. Einige hofften, eine Impfung würde Long-Covid unterbinden, andere meinen, Belege zu haben, dass gerade die Impfung Long-Covid auslösen kann. Wie sind diese Aussagen einzuordnen, und was lässt sich daraus an Therapieoptionen ableiten?

Risikobegrenzung

Die beste Strategie gegen Long-Covid ist, wie so oft in der Medizin, Vorbeugung. Dazu gehört, in schlecht belüfteten Innenräumen sowie in Zügen, Bussen und Flugzeugen eine FFP2-Maske zu tragen – und zu einem gewissen Grad auch die Impfung. Sie ist ohnehin unerlässlich, um einem schweren Verlauf entgegenzuwirken. Oft hört man, dass es langfristig nahezu unmöglich sein werde zu verhindern, sich mit SARS-CoV-2 zu infizieren, genau wie es auch bei Erkältungsviren der Fall ist. Zumal neue Virusvarianten zu einem gewissen Grad den Schutz der Impfung vor Infektionen unterwandern und häufig Durchbruchinfektionen auftreten. Was diese Annahme nicht berücksichtigt, ist der Zeitfaktor. Große Studien mit verschiedenen therapeutischen Ansätzen für eine effektive Long-Covid-Behandlung wurden – vor allem in den USA und Großbritannien – bereits 2021 gestartet. Grundlagenforschung über die verschiedenen Ursachen der Symptome wird mittlerweile mit Hochdruck betrieben. Long-Covid-Patienten werden also mit großer Wahrscheinlichkeit 2023 eine wesentlich gezieltere Therapie erhalten, als dies zurzeit (Stand Spätsommer 2022) möglich ist.

Impfung

Die Frage, inwieweit die Impfung Schutz vor Long-Covid bietet, ist komplizierter zu beantworten als ursprünglich angenommen. Heute wissen wir, dass auch die durch den Impfschutz milden Verläufe von Covid-19 zu etwa 10 % in Long-Covid münden. In einer Studie, die im Mai 2022 in *Nature Medicine* veröffentlicht wurde (als bereits die Omikron-Variante BA.4 die vorherrschende war), untersuchten der Nephrologe Ziyad Al-Aly vom VA Saint Louis Health Care System in St. Louis, Missouri, und seine Kollegen Gesundheitsdaten von Januar bis Dezember 2021. Darunter die von etwa 34 000 geimpften Personen, die eine SARS-CoV-2-Durchbruchinfektion mit der Delta-Variante erlitten hatten,

113 000 Personen, die infiziert, aber nicht geimpft waren, und mehr als 13 Millionen Personen, die gar nicht erst infiziert worden waren. Das ist die bislang größte Kohorte, anhand derer untersucht wurde, inwieweit Impfstoffe vor Long-Covid schützen. Laut der Studie senkt eine Impfung gegen SARS-CoV-2 das Risiko von Long-Covid nach der Infektion möglicherweise nur um 15 %. Eine frühere, kleinere Studie aus Israel ermittelte ein um 50 % geringeres Long-Covid-Risiko – allerdings lag der Fokus hier vor allem auf dem Fatigue-Syndrom. Es könnte also auch sein, dass eine Impfung bestimmte Symptome besser verhindern kann als andere. Eine andere große Studie, in der die Selbstauskünfte von 1,2 Millionen britischen Smartphone-Nutzern analysiert wurden, ergab, dass bereits zwei Dosen eines Covid-19-Impfstoffs das Risiko einer Long-Covid-Erkrankung halbieren.

Bedauerlicherweise konnten in den meisten Studien nur zweifach geimpfte Menschen berücksichtigt werden (nur in Israel, wo der Schutz vor Long-Covid durch eine Impfung sehr gut war, wurden dreifach geimpfte Personen untersucht). Da mittlerweile klar ist, dass die SARS-CoV-2-Impfung, wie viele andere Impfungen auch, für den vollen Schutz dreimal durchgeführt werden muss, bleibt die Frage vorerst offen, in welchem Ausmaß eine vollständige Impfung das Long-Covid-Risiko senkt. Zumal »vollständig« wahrscheinlich bedeutet, dass in regelmäßigen Abständen eine Auffrischung nötig ist. Die Studie aus Israel lässt allerdings hoffen, dass eine vollständige Impfung mit drei Impfdosen auch zur Verhinderung von Long-Covid beiträgt.

Die Unsicherheit zu beenden, war also durch all diese Studien bislang nicht möglich. Eines ist jedoch sicher: Unabhängig vom Maß der Risikoreduktion durch die Impfung wird es wohl nicht zu weniger Long-Covid-Fällen in absoluten Zahlen kommen, da durch die Omikron-Variante insgesamt mehr Menschen infiziert werden.

Allein in den Vereinigten Staaten hat es bis Mitte 2022 mehr als 83 Millionen Covid-19-Infektionen gegeben, in Deutschland mehr als 30 Millionen. Wenn sich auch nur ein kleiner Prozentsatz davon zu Long-Covid entwickelt, ist das eine erschreckend hohe Zahl von Menschen, die von einer Krankheit betroffen sind, die nach wie vor schwer zu behandeln ist. Umgekehrt gilt: Selbst eine Reduktion der Long-Covid-Patienten um nur 15 % stellte für Betriebe, das Gesundheitssystem und weltweit betrachtet immer noch für Millionen von Menschen eine erhebliche Erleichterung dar. Und egal, ob es nun 15, 30 oder 50 % Risikoreduktion sind: Eine Impfung hilft immer auch gegen Long-Covid – sowohl als Risikoverminderung für den Einzelnen wie auch gesamtgesellschaftlich.

Der begrenzte Schutz, den Impfstoffe vor Long-Covid bieten, bedeutet, dass die Rücknahme von Maßnahmen wie Maskenpflicht und sozial distanzierende Beschränkungen Menschen, insbesondere solche mit Vorerkrankungen, einem größeren Risiko aussetzt.

Überraschend positiv, was die Impfung angeht, sind Befunde, dass eine Impfung mitunter bestehende (!) Long-Covid-Symptome lindert. Aus nicht ganz geklärten Ursachen scheint die Impfung in einer nennenswerten Zahl von Fällen den Verlauf von Long-Covid zu mildern oder die Symptome sogar vollständig zum Verschwinden zu bringen. Das könnte damit zusammenhängen, dass das SARS-CoV-2-Virus bei einer Subgruppe von infizierten Menschen nicht vollständig eliminiert wird (Schätzungen zufolge ist das bei 2–5 % aller SARS-CoV-2-Infektionen so) und noch Rückzugsorte im Darm oder in anderen Organen findet. Eine weitere Anregung des Immunsystems durch eine (erneute) Impfung könnte dazu führen, dass dadurch generierte Antikörper auch in den letzten Winkeln der Organe geringe Virusmengen aufstöbern und das Virus so endgültig aus dem Körper vertreiben. Das Immunsystem könnte endlich wieder ins Gleichgewicht finden und der Entzündungsstatus sich normalisieren.

Ärzte haben solche Effekte schon früher beobachtet. Menschen mit CFS zum Beispiel fühlen sich manchmal nach einer Impfung, etwa gegen Grippe, deutlich besser. Auch hier weiß niemand genau, warum das so ist. Eine Möglichkeit wäre, dass das gestärkte Immunsystem die Symptome eine Zeit lang lindert, da die Virusreste im Körper effektiv beseitigt wurden. Eine andere, dass eine starke inflammatorische Reaktion kleinere »Brandherde« löscht bzw. abstellt. Möglicherweise ist auch ein Placeboeffekt im Spiel, denn die empfundene Stärke von Symptomen ist – wie auch bei Schmerzen – sehr subjektiv.

Leider hält der lindernde Effekt der Impfung im Falle von Long-Covid aber nicht immer an: Auch wenn die Patienten zunächst eine Besserung verspüren, kehren die Long-Covid-Symptome in vielen Fällen nach einigen Wochen wieder zurück. Als alleinige Maßnahme reicht die Impfung also in den seltensten Fällen aus.

Akiko Iwasaki, Immunologin an der Universität Yale, hat vorgeschlagen, klinische Versuche mit Covid-19-Impfstoffen für Menschen durchzuführen, die an lang anhaltenden Post-Influenza-Symptomen leiden; das ist zwar selten, kommt aber vor. Sie argumentiert, dass die Erprobung von Impfstoffen, auch wenn sie nur für kurze Zeit wirken, die spezifische Immunanomalie aufdecken und somit zeigen könnte, welche Arten von Medikamenten prinzipiell wirken.

Vielleicht muss man bei der Frage, inwieweit eine Impfung Langzeitfolgen von Krankheiten beheben kann, nicht nur an SARS-CoV-2-Viren denken, sondern auch andere, chronische Viren mit einbeziehen. Gerade EBV, Herpesviren und Grippeviren können sich für viele Jahre unbemerkt im Körper befinden, nach einer SARS-CoV-2-Infektion wieder zur Vermehrung angeregt werden und erneut im Körper zirkulieren. Eine SARS-CoV-2-Infektion könnte auf diesem Weg indirekt Autoimmunreaktionen durch das »Aufwecken« schlafender (nicht replizierender) Viren auslösen.

Ist das Risikoprofil eines Patienten bekannt, könnte es deshalb sinnvoll sein, prophylaktisch gegen einige Virenkandidaten zu impfen. Ein Beispiel wäre hier EBV, ein Virus, von dem vermutet wird, dass es bei der Multiplen Sklerose ursächlich beteiligt ist. Auch hier kommt es über eine Autoimmunreaktion zu einer Neuroinflammation, und auch hier sind deutlich mehr Frauen als Männer betroffen, und zwar im Verhältnis 2:1, genau wie bei Long-Covid. Auch bei CFS vermutet man in vielen Fällen eine vorherige EBV-Infektion als zumindest krankheitsverstärkende Ursache. Eine weitere Parallele zwischen MS, CFS und Long-Covid besteht darin, dass die Krankheit von Patient zu Patient sehr unterschiedlich verläuft und nur ein Bruchteil der mit EBV infizierten Menschen erkrankt. Das US-Pharmaunternehmen Moderna hat gerade klinische Studien eines mRNA-Impfstoffs gegen EBV angekündigt. Ein solcher Impfstoff wäre nicht nur für die weltweit 2,8 Millionen MS-Patienten eine Heilungschance, er könnte auch helfen, Long-Covid zu verhindern.

Zytokinsturm abschwächen

Ein Teil der schweren Verläufe von Covid-19 und wohl auch der Symptome von Long-Covid geht auf Zytokinstürme zurück. In solchen Fällen sollte es therapeutisch von Vorteil sein, die Aktivität dieser Zytokine zu drosseln. Wenn direkt zu Beginn der akuten Covid-19-Erkrankung entzündliche Prozesse gehemmt werden würden, ließe sich möglicherweise nicht nur die Prognose bei Patienten mit einem schweren Verlauf verbessern, sondern vielleicht sogar eine Long-Covid-Erkrankung verhindern oder im Verlauf verkürzen. Bei milden Akutverläufen käme diese frühzeitige Behandlung allerdings nicht in Betracht, zumal hier die Symptomursachen wohl andere sind.

Auch wenn Long-Covid-Symptome bereits aufgetreten sind, kann eine Hemmung des Immunsystems von Vorteil sein. Für eine solche Behandlung kommen die Antikörper Tocilizumab und Sarilumab infrage. Die Endung »mab« steht für »monoklonale Antikörper« (*monoclonal antibodies*, mAb), die in besonders reiner Form hergestellt werden können und eine sehr hohe Spezifität besitzen gegen einen Zellrezeptor, an den das Zytokin Interleukin-6 andockt. Tocilizumab verhindert die Bindung des Zytokins an den Rezeptor und dämpft so Entzündungsreaktionen. Tocilizumab und auch Sarilumab wurden ursprünglich als Arthritis-Medikamente entwickelt, also um entzündliche Reaktionen an Gelenken zu stoppen. Da es sich dabei ebenfalls um chronische Entzündungen handelt, ist die Hoffnung groß, dass generell entzündungshemmende Medikamente auch Long-Covid therapieren können. Dies sind nur zwei Beispiele für Heilungsversuche, die mittlerweile mit verschiedenen antiinflammatorischen Medikamenten begonnen wurden.

Derweil gibt es erste Hinweise, dass zur Dämpfung von Autoimmunreaktionen bei Long-Covid die Gabe von Interferon-β schon während der akuten Infektion hilfreich sein könnte. Doch gilt es immer genau abzuwägen, welche Signalstoffe notwendig sind, um das Virus erfolgreich zu bekämpfen, und zu welchem Zeitpunkt man bestimmte Interferone oder andere Zytokine verabreicht – denn wenn man das Immunsystem zu früh ausbremst, könnte das zwar dem Virus nützen, nicht aber dem Patienten. Vorläufige Ergebnisse deuten darauf hin, dass die zu inhalierende Form von Interferon-β die Long-Covid-Symptome deutlich lindert.

Auch wenn sich Symptome bereits manifestiert haben, könnte es sinnvoll sein, das Immunsystem zu dämpfen. Immununterdrückende Steroide wie Dexamethason könnten möglicherweise nicht nur Covid-19-Patienten helfen, sondern auch das Long-Covid-Risiko reduzieren. Dexamethason hat offenbar eine interessante doppelte Wirkung: Zum einen verringert es generell die Entzündungsaktivität im Körper, zum anderen wirkt es stabilisierend auf den Metabolismus von T-Zellen und normalisiert deren Energiehaushalt. Wenn dasselbe für Gehirnzellen wie Neurone gelten würde, könnte man darüber nachdenken, die Wirkung von Dexamethason (immerhin einem Glucocorticoid, dass auch den

Glukosestoffwechsel fördert und damit die Energiebereitstellung im Körper verbessert) auch beim Fatigue-Syndrom genauer zu untersuchen, da man hier eine reduzierte Energiebereitstellung in Neuronen vermutet.

Wenn es auf der einen Seite gilt, eine überschießende Reaktion des Immunsystems zu verhindern, kann es in anderen Fällen wichtig sein, einer Erschöpfung des Immunsystems im Verlauf der Long-Covid-Erkrankung entgegenzuwirken – sei es eine Erschöpfung der T-Zellen oder eine Abschwächung in den Signalmolekülen, die antiviral wirken.

Ein möglicher Ansatzpunkt sind wieder Interferone, aber auch hier muss man aufpassen: Ein Zuviel ist genauso schädlich wie ein Zuwenig, und auch der Zeitpunkt der therapeutischen Intervention ist entscheidend. Außerdem wird gerade wieder diskutiert, ob sich neue Omikron-Virusvarianten evolutiv über zufällige Mutation und Selektion darin »verbessert« haben könnten, die Interferon-Antwort des menschlichen Körpers zu schwächen. Während der Schwerpunkt der Forschung bisher auf dem Spike-Protein mit seinen Mutationen als Grundlage der Virusklassifikation lag, wurden nun auch Mutationen in anderen viralen Proteinen entdeckt, und zwar genau jene, die die Interferon-Antwort langfristig hemmen könnten. Hier sind vor allem die Interferone IFNα2 und IFNβ zu nennen, die von neuen Virusvarianten wie Omikron effektiver unterdrückt werden und möglicherweise dazu beitragen, dass ruhende Viren wie EBV wiedererweckt werden (deren Vervielfältigung von Interferonen gehemmt wird). Auch hier sind Therapieversuche in klinischen Studien am Start, die Interferone als Medikamente testen. Sie untersuchen zunächst, wann überschießendes Interferon entzündliche Reaktionen im Körper und im Gehirn auslöst, und zum anderen, unter welchen Bedingungen eine zu geringe Interferon-Aktivierung schlafende Viren wecken könnte – was Autoimmunreaktionen fördern würde.

Das Immunsystem stärken?

»Du kannst dir das Immunsystem als verrückte Riesenmaschine mit Tausenden von Hebeln und Hunderten von Skalen vorstellen. In ihrem Inneren wirken ständig Milliarden Zahnräder, Schrauben und blinkende Lichter zusammen. Ziehst du an irgendeinem Hebel, kannst du nie sicher sein, was du damit im weiteren Verlauf auslöst. Nun gut, das Immunsystem zu kräftigen ist also auch für Experten eine komplizierte Angelegenheit und für normale Menschen, von einer gesunden Lebensweise einmal abgesehen, praktisch unmöglich (und nicht ratsam).«

Philipp Dettmer: Immun: Alles über das faszinierende System, das uns am Leben hält, 2021, S. 378

Oft wird im Zusammenhang mit Covid-19, Long-Covid oder ganz normalen Erkältungskrankheiten empfohlen, das Immunsystem zu stärken, um eine Infektion zu verhindern oder zumindest besser abzuwehren. Dabei wird auch immer wieder auf Nahrungsergänzungsmittel hingewiesen. Doch kann man sie wirklich empfehlen als einfach verfügbare Therapie oder gar Prävention gegen Long-Covid?

Für Menschen, die nicht unter Mangelernährung oder Dauerstress leiden, ist das in vielerlei Hinsicht eine irrige, wenn nicht sogar bedenkliche Annahme. Vor allem weil das Immunsystem keine Armee ist, die man einfach mit mehr Geld mit besseren Waffen ausstatten kann. Vielmehr handelt es sich um eine komplexe Choreografie von Millionen Einzelzellen, bei der es auf die Balance ankommt, nicht auf die Stärke der Reaktion. Jeder Verlust in diesem diffizilen Gleichgewicht der verschiedenen Aspekte des Immunsystems verursacht entweder eine zu schwache oder eine zu starke Immunantwort, möglicherweise sogar eine gegen die falschen Ziele.

Will man wirklich seine Makrophagen oder neutrophilen Zellen stärken? Damit würde man nur inflammatorische Prozesse befördern und damit auch Fieber induzieren, also das Krankheitsgefühl stärken. Größere Müdigkeit kann die Folge sein, selbst wenn man nur von einer kleinen, geringfügigen Infektion betroffen ist. Oder will man wirklich B- und T-Zellen stärken, sodass sie leichter aktivierbar sind? Dies würde die Gefahr deutlich erhöhen, dass sie eigene Körperzellen angreifen und Autoimmunkrankheiten auslösen.

Das alles ist nicht lakonisch gemeint, ich möchte nur vor dem allgemein verbreiteten Fehlschluss warnen, dass man Long-Covid – präventiv oder akut – allein dadurch verhindern kann, dass man sein Immunsystem stärkt. Natürlich gibt es Menschen, deren Immunsystem supprimiert ist. Manche leiden auch unter massiver Unterernährung, die dazu führt, dass der Körper die verbleibende Energie spart, indem das Immunsystem heruntergefahren wird. Dauerstress kann ebenfalls dazu führen, dass das Immunsystem durcheinandergerät. Aber ein gesunder, ausgewogen ernährter Mensch sollte sich gut überlegen, ob er sein Immunsystem wirklich würde manipulieren wollen. Abgesehen von diesem ganz grundsätzlich kritisch zu beurteilenden Ansatz sind Nahrungsergänzungsmittel in der Regel ohnehin nicht wirklich in der Lage, das Immunsystem zu beeinflussen. Abgesehen vom Gewinn für den Hersteller sind sie nutzlos und vermitteln eine trügerische Wirksamkeit.

Was wir vielmehr brauchen, ist ein ausgewogenes Immunsystem. Am besten wird es durch den Begriff der Homöostase (»Gleichgewicht«) beschrieben. Ein solches System bekämpft Pathogene, wird aber dabei nicht so aggressiv, dass zu viele eigene Körperzellen beschädigt werden. Dieses System unterscheidet möglichst perfekt zwischen »Selbst« und »Nichtselbst«. Um es prosaisch auszudrücken: Wir brauchen immunologische »Instrumente«, die sich gemeinsam an die Partitur der Sinfonie halten – und nicht Rockbands, in denen jeder sich für den Star hält und seine Gitarre zertrümmert.

Intermezzo: Immunsystem außer Rand und Band

Wie fatal es sein kann, aktiv in das diffizile Geflecht des Immunsystems einzugreifen, haben Immunologen und Mediziner in einer Studie zur Bekämpfung von Krebszellen mithilfe des Immunsystems erfahren müssen. Bei dem Wirkstoff TGN1412 des getesteten Medikaments handelt es sich um einen Antikörper, der auf T-Zellen andockt und eine spezifische Signalkaskade aktiviert, von der man annahm, dass sie spezifisch Krebszellen vernichtet. Dieser anvisierte Signalweg ist wichtig für die Interaktion von T-Zellen mit dendritischen Zellen. Das Medikament sollte diese Interaktion stimulieren und damit die T-Zellen ohne Umwege aktivieren, also T-Zellen leichter aktivierbar und damit leistungsfähiger machen. Letztlich sollte es also das Immunsystem stärken.

Aus Sicherheitsgründen wurde in der ersten Phase der klinischen Studien, in der erst einmal die Toxizität getestet wird, eine sehr niedrige Dosis verwendet. Man erwartete eine minimale Reaktion – aber es kam anders! Denn nur wenige Minuten, nachdem den gesunden, jungen Probanden dieser theoretisch spezifische Immunaktivator gegeben wurde, erlebten diese eine extrem starke Zytokin-Ausschüttung. Ein regelrechter Zytokinsturm brach los. Denn so spezifisch gegen Krebszellen, wie man dachte, fiel die Aktivierung der T-Zellen nicht aus. Vielmehr wurden im gesamten Körper der Probanden T-Zellen aktiviert, es kam zu massiven Entzündungsreaktionen, die quasi alle Organe betrafen. Eine nicht vorhergesehene Kettenreaktion trat ein, und dies bei einem vorher getesteten Antikörper in einer wissenschaftlich kontrollierten Studie. Glücklicherweise überlebten alle Probanden, aber einige mussten auf der Intensivstation behandelt werden. Natürlich spricht das nicht generell gegen die therapeutische Erforschung des Immunsystems im Kampf gegen Krebs, aber es ist eine wichtige Mahnung, mit dem Gedanken »sein Immunsystem zu stärken im Kampf gegen Long-Covid« vorsichtig zu sein.

Am besten wäre es, wenn wir aufhören würden, das Immunsystem durch unser Zutun aus dem Gleichgewicht zu bringen, indem wir versuchen, es künstlich zu stärken – oder es unbewusst schwächen. Stattdessen sollten wir zum Beispiel eine einseitige Ernährung vermeiden, die dazu führt, dass wir nicht genügend Mikronährstoffe (Vitamine und Mineralien) zu uns nehmen. Die brauchen wir übrigens nicht, um das Immunsystem zu trainieren oder spezifischer zu machen, sondern für die immens hohe Zellteilungsrate, die Immunzellen an den Tag legen. Immerhin produziert unser Immunsystem ständig Milliarden neuer Zellen, und dafür und für das anschließende Wachstum der Immunzellen brauchen wir Vitamine, Mineralien und Energie. Entsprechend steht Mangelernährung in einem engen Zusammenhang mit einem geschwächten Immunsystem.

Leider gibt es selbst in Deutschland und insbesondere bei älteren Menschen ein Defizit, was diese Mikronährstoffe betrifft. Hat man den Verdacht, dass eine Mangelernährung bei einem selbst oder einem Familienmitglied vorliegt, sollte man in Absprache mit dem Hausarzt die entsprechenden Blutwerte bestimmen lassen. Ratsam ist dies unter Umständen für Vitamin D, das gerade in Europa häufig tatsächlich zu wenig produziert wird, da wir nicht genug Sonnenlicht mitbekommen. Vitamin D spielt im Immunsystem eine wichtige Rolle in der Differenzierung, also im Wachstum und der Reifung von T-Zellen. In der Regel nehmen aber die meisten Menschen in so ausreichendem Maß Obst und Gemüse zu sich, dass sie alle Mikro- und Makronährstoffe bekommen, mit denen das Immunsystem gut funktioniert.

Überraschend, aber wahr: Oft fehlt dem Immunsystem etwas anderes – Bewegung! Denn neben einer ausgewogenen Ernährung ist für unser Immunsystem ein ausreichendes Maß an Bewegung unabdingbar. Körperliche Aktivität wie Radfahren, Joggen, Walken oder Wandern reduziert auf der einen Seite über Botenstoffe, die von Muskeln selbst und vom Gehirn ausgeschüttet werden, die Menge an entzündungsfördernden Faktoren, und hilft auf der anderen Seite dabei, das Blutkreislauf- und Lymphsystem zu bewegen. Letzteres sorgt dafür, dass sich Zellen und immunologische Signalmoleküle ungehinderter bewegen.

Ich erwähne all das hier, weil viele Menschen mit Long-Covid oder mit einer Autoimmunerkrankung verzweifelt sind und nach jedem Strohhalm greifen. Mein Rat wäre, durch eine Blutuntersuchung feststellen zu lassen, ob ein Mangel an bestimmten Mineralien oder Vitaminen besteht, und sich selbst zu fragen, ob man sich ausgewogen ernährt und genügend bewegt.

Die Suche nach therapeutischen Ansätzen mit Pharmaka

»Bhasha Mewar hat die Nase voll von Ärzten. In den letzten zwei Jahren hat sie fast ihre gesamten Ersparnisse ausgegeben für Herz- und Atemwegsspezialisten, Hämatologen, Urologen, Dermatologen und viele andere Ärzte, in dem verzweifelten Versuch, ihre Long-Covid-Symptome in den Griff zu bekommen. Sie hat eine ganze Reihe von Medikamenten eingenommen: Betablocker, um ihr rasendes Herz zu beruhigen, Steroide zur Linderung ihrer Atemnot und ein Antimalariamittel, das ihr aus Gründen verschrieben wurde, die sie nie ganz verstanden hat. Und wenn Frau Mewar – Kuratorin in einem Kunstmuseum in Ahmedabad, Indien, die im März 2020 an COVID-19 erkrankt war – zweimal im Monat ihren Lungenarzt aufsucht, sagt der ihr immer das Gleiche: ›Sie müssen sich bewegen.‹ ›Ich kann nicht einmal auf die Toilette gehen‹, antwortete sie. Dies ist nur ein Beispiel für eine der unwillkommenen Odysseen, die Millionen von Menschen, die Long-COVID haben, erleben.«

Heidi Ledford: Long-COVID treatments: why the world is still waiting. Nature, 11.8.2022, S. 258

Um wirksame Therapien für Long-Covid entwickeln zu können, wird man als Erstes die Patienten in präzisere Untergruppen einteilen müssen, vor allem hinsichtlich möglicher Biomarker. Dazu gehört die Frage, welche Symptome (s. Abb. 9) mit welcher Krankheitsursache verbunden sind. Das ist im Moment noch schwierig, auch weil bestimmte Symptome wie der Gehirnnebel multifaktoriell induzierbar zu sein scheinen. Im Folgenden werden die Forschungszweige aufgezeigt, die die verschiedenen mit Long-Covid assoziierten Symptome versuchen zu behandeln. An der Stelle möchte ich vorwegschicken, dass dieses Kapitel kein medizinischer Ratgeber ist. Es soll aber dazu beitragen, Patienten, ihren Angehörigen und Ärzten ein möglichst genaues Bild der aktuellen Forschungslage zu geben.

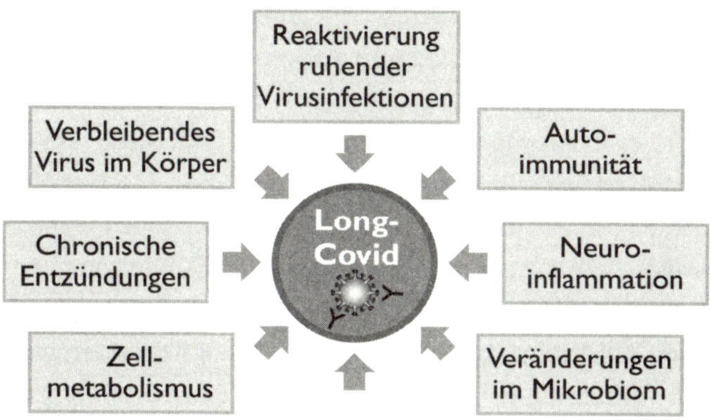

Abb. 9: Mögliche Mechanismen der Ursachen von Long-Covid

Aktuelle Aspekte der Forschung

Die Zeit drängt, Long-Covid-Patienten, die Ärzteschaft und unser Sozialsystem wünschen sich schnelle Hilfe – doch wo steht die Forschung im Moment wirklich? Biomedizinische Studien in der Grundlagenforschung über mögliche Ursachen, aber auch klinische Studien über konkrete Therapiemöglichkeiten zu jeder möglichen Ursache sind im Gange. Allerdings ist die Enträtselung des komplexen Syndroms, das bislang noch nicht einmal klar definiert ist, für die Grundlagenforschung wie die Medizin ein mühsamer, schrittweiser Prozess:

- Zunächst muss die Forschung nachweisen, dass ein möglicher Verursacher – z. B. ein winziges Blutgerinnsel, ein hartnäckiges Virus oder eine Immunanomalie – bei Menschen mit Long-Covid überproportional häufig auftritt.
- Dann muss ein weiterer, sehr aufwendiger Teilschritt folgen: der Nachweis, dass dieses Merkmal, allein oder in Kombination, erklärt, warum das Coronavirus Millionen von Menschen zu Schatten ihrer selbst gemacht hat. Erschwert wird dieser Schritt dadurch, dass die verschiedenen Ursachen wahrscheinlich eher gemeinsam als unabhängig voneinander auftreten. Verbleibende Viren könnten beispielsweise das Kreislaufsystem angreifen und Blutgerinnsel oder chronische Entzündungen auslösen, die dann zu neuroinflammatorischen Prozessen im Gehirn führen. Es scheint eher ein Ursachen-Dreieck zu geben (Neuroinflammation – Autoimmunität – Blutgefäßverengungen), bei dem jeder Auslöser die anderen verstärken kann.
- Die letzte große Herausforderung besteht darin, Behandlungen zu finden, die diese Krankheitsursachen lindern oder gar heilen können und die letztlich den Patienten helfen, wieder arbeitsfähig zu sein und mit möglichst wenigen Einschränkungen am Leben teilnehmen zu können. Sicher werden auch neue, hoffnungsvolle Wirkstoffe und Therapieverfah-

ren entdeckt werden. Dann wird es wichtig sein, ähnlich wie bei der Zulassung der Covid-Impfstoffe, die Zulassungsverfahren zu beschleunigen, ohne die Sicherheit der Patienten zu gefährden.

Es ist durchaus denkbar, dass für verschiedene Arten von Long-Covid unterschiedliche Medikamente, Therapien oder Behandlungen benötigt werden. Die meisten Forscher sind sich einig, dass Long-Covid wahrscheinlich ein Oberbegriff ist, der verschiedene Krankheitsausprägungen mit unterschiedlichen und sicher auch oft überlappenden Ursachen umfasst. Bei verschiedenen Patienten werden unterschiedliche Ursachen Long-Covid auslösen und selbst die gleichen Symptome können unterschiedliche Ursachen haben. Dies gilt es mithilfe von Biomarkern zu unterscheiden. Wenn man so erkennen würde, dass bei einem Patienten eine anhaltende Virusinfektion die Ursache ist, wird nach geeigneten antiviralen Medikamenten gesucht. Die Behandlung bestünde entweder aus einer definierten Medikamentenkur, die das Virus vollständig beseitigt (wie es heute beispielsweise bei Hepatitis C möglich ist), oder aus Medikamenten, die routinemäßig eingenommen werden, um das Virus in Schach zu halten (wie es bei HIV/Aids der Fall ist). Wenn sich aber herausstellt, dass spezifische Symptome bei einer bestimmten Patientengruppe eher auf ein überschießendes Immunsystem zurückzuführen sind, es sich also um eine Immunstörung handelt, wird man diese ganz anders behandeln. Und wenn man verengte Gefäße als maßgebliche Ursache ausmachen sollte, wird man nicht immunologisch vorgehen, sondern mit Blutverdünnern arbeiten. Doch erst wenn man die Immun- und Blutgefäßanomalien bei Long-Covid-Patienten identifiziert hat, wird klar sein, wie wir sie behandeln können.

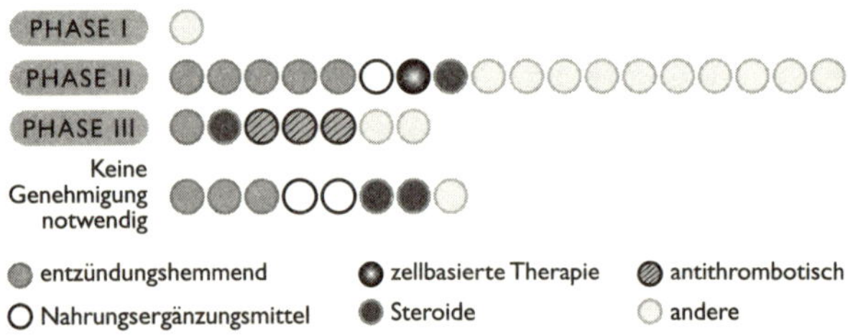

Abb. 10: Übersicht der klinischen Studien zur Therapie von Long-Covid, die bis zum Sommer 2022 gestartet wurden. Derzeit laufen mindestens 26 randomisierte Studien zur Prüfung von Therapien. Viele Behandlungsansätze zielen auf einzelne Ursachen wie Entzündungen oder Blutgerinnsel. Andere sollen gleichzeitig gegen verschiedene Symptome wirken. Einige Forscherteams verwenden Medikamente, die bereits für andere Krankheiten zugelassen sind (Phase I: Test auf Verträglichkeit, Phase II: kleine Patientenkohorten, erster Wirknachweis; Phase III: vollständige klinische Studie, mit allen Kontrollen, doppelt blind und randomisiert).

In Großbritannien haben Forscher 2022 eine klinische Studie gestartet, die zu den größten weltweit gehören wird, um potenzielle Long-Covid-Therapien auf randomisierte, statistisch zuverlässige Weise zu testen (s. a. Abb. 10 zur Verteilung weiterer Studien). In New York hat das Team von Dr. Putrino am Mount-Sinai-Krankenhaus mit Experten für Krankheiten mit ähnlichen Symptomen zusammengearbeitet, darunter Dysautonomie, CFS und Borreliose, um Behandlungsprotokolle für Long-Covid zu entwickeln. Patienten werden in dieser Klinik beispielsweise vorstellig, nachdem sie viel Gewicht verloren haben. Wenn sie eine volle Mahlzeit zu sich nehmen, werden sie oft von ihren Symptomen überrollt und sind für den Rest des Tages handlungsunfähig. Die Ursache hierfür ist häufig eine Dysautonomie, bei der die Dehnung des Magens eine Reaktion des autonomen Nervensystems verursacht, die dann über neuronale Fehlreaktionen zu Herzrasen und Schwindel führt. Diese Patienten werden von Ernährungswissenschaftlern beraten, wie sie kleinere, nährstoffreiche Mahlzeiten zu sich nehmen und herausfinden können, welche Lebensmittel sie am besten vertragen. Bei einigen Patienten sinkt der Blutdruck, wenn sie sich bewegen, und sie fühlen sich schwindlig – ein weiteres Merkmal der Dysautonomie. Kompressionsstrümpfe zu tragen, die verhindern, dass sich das Blut in den Beinen staut, kann für diese Menschen eine große Hilfe sein. Das Gleiche gilt für die Vermeidung von Aufenthalten im Freien bei heißem und feuchtem Wetter. Denjenigen, die unter extremer Müdigkeit (Fatigue) leiden, wird beigebracht, auf »Energiefenster« zu achten, in denen sie die wichtigsten Aufgaben des Tages erledigen können.

Das Team von Dr. Putrino hat ein weiteres häufiges Problem aufgedeckt: Bei Long-Covid-Patienten mit Hustensymptomen stellte es fest, dass alle Patienten einen problematisch niedrigen Kohlendioxidgehalt aufwiesen. Dies mag überraschend klingen, da Kohlendioxid (CO_2) ein Abfallprodukt der Atmung und in hoher Konzentration schädlich ist, da es im Blut Sauerstoff vom Hämoglobin verdrängt. Aber es trägt auch zur Regulierung des Säuregehalts (pH-Wert) im Blut bei, und ein falscher Säuregehalt stört nahezu alle Stoffwechselprozesse. Niedrige CO_2-Werte sind auch häufig bei Dysautonomie und CFS zu beobachten. Die therapeutischen Ansätze sind hier Atemübungen, die die CO_2-Speicherung unterstützen. Vor allem Zwerchfellatmung tief in den Bauch hinein und das konzentrierte Ausatmen müssen geübt werden. Es gibt sogar erfolgreiche Hilfsprogramme von Opernsängern, die Long-Covid-Patienten geeignete Atemtechniken beibringen – leider ist das nicht für die derzeit große Zahl von Patienten praktikabel, aber die Idee geht in die richtige Richtung.

Vorbildlich auch, wie die neurologische Klinik an der Feinberg School of Medicine, Chicago, unter Leitung von Dr. Koralnik arbeitet. Hier wird zunächst eine genaue Diagnostik bei den betroffenen Männern und Frauen durchgeführt, um die Symptome so genau wie möglich eingrenzen zu können. Ist das spezifische Problem das Gedächtnis, die Aufmerksamkeit oder das flüssige Finden von Wörtern? Auf diesem Wege kann der Begriff »Gehirnnebel« in Symptomkategorien unterteilt werden. Die kognitive Rehabilitation wird dann auf die Bedürfnisse des jeweiligen Patienten zugeschnitten, vom Gedächtnis- bis zum Sprechtraining. In Deutschland können Menschen mit dem Fatigue-Syndrom in Berlin Hilfe suchen: in der Immundefekt-Ambulanz an der Charité unter Leitung von Prof. Dr. Carmen Scheibenbogen. Auch Long-Covid-Patienten mit dem Fatigue-Syndrom können hier gezielt Hilfe erhalten.

Diese Rehabilitationsmaßnahmen sind erste Beispiele, wie man vorgehen kann, aber es bleibt ein mühsames, ressourcenzehrendes Vorgehen: Nach durchschnittlich 150 Tagen Reha, die zwei halbstündige Sitzungen pro Woche mit einem Therapeuten sowie eine Fernüberwachung umfasst, berichten die Patienten von Dr. Putrino von einer 30–40-prozentigen Verbesserung ihrer Symptome. Eine solche Verbesserung wurde bei vergleichbaren Patienten ohne Reha-Maßnahmen nicht beobachtet. Putrinos Team ist davon überzeugt, dass die Therapieansätze tatsächlich eine Wirkung zeigen. Allerdings gaben von den etwa 100 Patienten, deren Ergebnisse zu Forschungszwecken überwacht werden, nur drei an, sich vollständig erholt zu haben.

Man sieht an diesen ersten Beispielen, wie mühsam sich Immunologen, Internisten und Neurologen an eine Therapie von Long-Covid herantasten.

Überhaupt ist die Studienlage der anvisierten und bisher identifizierten 26 klinischen Untersuchungen (s. Abb. 10) sehr unbefriedigend. Denn eine potenziell wirksame Behandlung müsste sehr genau auf den Symptomkomplex der Kohortenstudien abgestimmt werden.

Die verbleibende Viruslast eliminieren

Nicht an einem einzelnen Symptom angreifend, sondern an den ursächlich vermuteten Wurzeln, verfolgt ein anderer Ansatz die resolute Eliminierung des SARS-CoV-2-Virus aus seinen letzten

Rückzugsorten im Körper. Eine von David R. Walt am Harvard Medical Center organisierte Studie fand tatsächlich heraus, dass eine Detektion des Spike-Proteins zwölf Monate nach der Infektion mit SARS-CoV-2 hochsignifikant mit dem Auftreten von Long-Covid-Symptomen assoziiert war. Walt glaubt sogar, dass solche Virusrückstände im Körper die Hauptursache der meisten Long-Covid-Beschwerden sind. Erst diese lang anhaltende Aktivierung des Immunsystems würde zu Fehlregulation, Autoimmunreaktionen und möglicherweise auch zu Neuroinflammation im Gehirn führen. Es wäre also wichtig, in Blutproben oder im Darmlumen von Long-Covid-Patienten nach Resten des Spike-Proteins zu fahnden. Das ist mit Routine-Labormethoden mittlerweile problemlos möglich.

Einige Studien haben nun begonnen, die Auswirkungen einer frühen Behandlung mit antiviralen Medikamenten auf Long-Covid zu untersuchen. Eine klinische Studie namens PANORAMIC testet die Auswirkungen des oralen Virostatikums Molnupiravir *(Lagevrio®)*, entwickelt von Merck und Ridgeback Biotherapeutics in den USA, auf den Covid-19-Schweregrad. Obwohl dies nicht das primäre Ziel der Studie ist, werden die Forscher auch Long-Covid-Daten der Teilnehmer drei und sechs Monate nach der Behandlung sammeln, um festzustellen, ob das Medikament das Long-Covid-Risiko beeinflusst.

In ähnlicher Weise werden zwei Studien zu *Paxlovid®*, einem antiviralen Medikament, das von Pfizer in New York City entwickelt wurde, die Teilnehmer sechs Monate nachbeobachten. Vielversprechend ist die Behandlung mit *Paxlovid®*-Tabletten, die nicht nur die realen Krankheitsverläufe eindämmen, sondern hochsignifikant auch das Auftreten von Long-Covid reduzieren, wie vorab veröffentlichte erste Daten zeigen. Der Wirkmechanismus: *Paxlovid®* (mit dem Wirkstoff Nirmatrelvir von Pfizer) ist ein antivirales Medikament, das die Virusvermehrung bremst, indem es ein wichtiges Enzym blockiert, das SARS-CoV-2 zur Vermehrung benötigt. Es ist ein Protease-Inhibitor, der im aktiven Zentrum einer Protease bindet, die das Virus in einem frühen Schritt im Vermehrungszyklus benötigt. *Paxlovid*® wird oft zusammen mit Ritonavir verabreicht, ebenfalls ein Protease-Inhibitor, der an anderer Stelle angreift und der HIV-Forschung entstammt (HIV ist ebenfalls ein RNA-Virus).

■ **Proteasen** spalten Proteine an spezifischen Stellen, entweder zum Abbau eines Proteins oder um Signalmoleküle aus größeren Vorläuferproteinen herauszuschneiden.

Im Resultat ist die Teilungsfähigkeit für das Virus in der Zelle stark eingeschränkt, wenn die virale Protease gehemmt wird. Und meist können auch keine weiteren Zellen mehr infiziert werden, die Viruslast wird entsprechend schnell sehr stark reduziert. An den Einsatz wird vor allem bei akuten, schweren Verläufen von Covid-19 gedacht, aber eine aktuelle Studie der UCSF in San Francisco zeigt, dass *Paxlovid*® auch Long-Covid-Symptome deutlich reduzieren kann. Zwei Patienten wurde es erst mehrere Wochen nach der Infektion mit SARS-CoV-2 verabreicht, während ein Patient das Medikament 24 Stunden nach Symptombeginn der akuten Infektion erhielt (hier führte es weder zur Heilung noch bot es Schutz vor Long-Covid). Alle drei Patienten waren in ihren Vierzigern und hatten Symptome, die denen von Long-Covid entsprachen. Ein Patient, der unter Muskelschmerzen, Konzentrationsstörungen und Fatigue litt, erhielt das Medikament sieben Wochen nach der Infektion mit SARS-CoV-2. Nach der Therapie hatte er keine gravierenden Symptome mehr. Bei einem anderen Patienten, der *Paxlovid*® drei Wochen nach dem ersten Auftreten der Long-Covid-Symptome bekommen hatte, konnten Müdigkeit und Kurzatmigkeit geheilt werden, allerdings nicht die vorhandenen Muskelschmerzen.

Dass *Paxlovid*® als antivirales Medikament so lange nach der Erstinfektion noch einen Effekt hat, deutet darauf hin, dass eine

Rest-Virusaktivität im Körper stattfand, die mit dem Medikament endgültig beseitigt werden konnte, sodass auch die Immunreaktion gegen das Virus ein Ende fand. Alternativ könnte es sein, dass *Paxlovid*® auch geweckte RNA-Viren abtötet, die erst im Nachgang der SARS-CoV-2-Infektion reaktiviert wurden. Endgültig bewiesen ist dieser Wirkmechanismus noch nicht, aber *Paxlovid*® ist generell gut verträglich und eine vielversprechende medikamentöse Therapie, sicher für Covid-19 und vielleicht auch zur Behandlung von Long-Covid. Ähnlich wie das oben erwähnte antivirale Mittel *Lagevrio*® (mit dem Wirkstoff Molnupiravir), von dem man sich ebenfalls erhofft, dass es in gleicher Weise wirkt, wie ich es oben für *Paxlovid*® exemplarisch erklärt habe, und das sowohl Covid-19- als auch Long-Covid-Patienten helfen könnte. Die Studien laufen auch hier.

Weiter wird zurzeit auch die Wirksamkeit von Antihistaminika, von Gerinnungshemmern und Colchicin (ebenfalls ein Entzündungshemmer) in klinischen Versuchen getestet, die alle im Doppelblindverfahren durchgeführt werden.

- Das **Doppelblindverfahren** ist der Goldstandard der klinischen Studien, der darin besteht, dass weder der Patient noch das medizinische Personal wissen, ob eine Kontrollsubstanz oder die Wirksubstanz verabreicht wird.

Long-Covid als Autoimmunkrankheit behandeln

Grundsätzlich an den Ursachen von Long-Covid greifen auch Autoimmuntherapien ein. Wie in Kapitel 4 ausführlich beschrieben, kann eine SARS-CoV-2-Infektion Autoimmunreaktionen auslösen, die dann Long-Covid-Symptome induzieren. Bei der Behandlung gelten momentan vier Ansätze als vielversprechend.

Dämpfung des Immunsystems

Beim ersten Ansatz hilft die Betrachtung ähnlicher Autoimmunkrankheiten wie Lupus erythematodes. Lupus hat in seinem vielfältigen und breiten Symptomspektrum viel Ähnlichkeit mit Long-Covid. Es gilt unter den Autoimmunkrankheiten als »großer Imitator«, weil die Symptome von Fieber, Müdigkeit, Erschöpfung, Gelenkschmerzen, Ausschlägen, Kopfschmerz, Gedächtnisproblemen bis hin zum Organversagen reichen, was in Teilen auch für andere Autoimmunerkrankungen gilt. Die Breite der Symptome entsteht, ähnlich wie bei Long-Covid-Patienten, wahrscheinlich über ein fehlgeleitetes Immunsystem, das den eigenen Körper anzugreifen beginnt.

Therapieideen, die bei der Lupus-Erkrankung Erfolge gezeigt haben, können auch für Long-Covid in Betracht gezogen werden. Eine etwas grobschlächtige, aber durchaus wirksame Art, Lupus und auch andere Autoimmunerkrankungen in ihren Ausschlägen einzudämmen, besteht darin, die Immunabwehr durch Steroide zu dämpfen. Steroide sind Medikamente, die die Immunabwehr generell abschwächen. Ein Beispiel ist das im Zusammenhang mit dem Zytokinsturm bereits erwähnte Dexamethason, das erfolgreich bei schweren akuten Covid-19-Verläufen eingesetzt wurde. Doch Steroide haben auch negative Effekte, da sie unspezifisch das Immunsystem ausbremsen und die Patienten anfälliger für neue Infektionen machen. Gerade wenn Steroide über lange Zeit verabreicht werden, haben sie viele Nebenwirkungen und bedürfen in der Anwendung intensiver ärztlicher Betreuung.

Autoantikörper eliminieren

Auch von Diabetes Typ 1 als Autoimmunerkrankung lässt sich einiges für die Behandlung von Long-Covid ableiten. Eine neue Studie hat gezeigt, dass monoklonale Antikörper den Angriff des Immunsystems auf die Betazellen, die das Insulin produzieren, verhindern können, indem die Autoantikörper spezifisch gebunden und neutralisiert werden. Man könnte also auch versuchen, diese Autoantikörper bei Long-Covid-Patienten zu identifizieren, und sie dann über monoklonale Antikörper erkennen und neutralisieren. Damit würden Antikörper gegen Antikörper eingesetzt. Das ist möglich, weil es sich auch dabei um Eiweiße handelt, die ein Epitop haben, das von monoklonalen Antikörpern erkannt werden kann.

■ **Monoklonale Antikörper** sind immunologisch aktive Proteine, die von nur einer einzigen Zelllinie (einem sogenannten Klon) hergestellt werden, die nur auf eine einzige B-Zelle zurückgehen und die sich gegen einen ganz spezifischen Teil eines Antigens, einen Epitop, richten.

Eine andere Methode ist die Immunadsorption, auch Blutwäsche oder Blutreinigungsverfahren genannt. Sie wurde bereits bei anderen Autoimmunerkrankungen erfolgreich eingesetzt und könnte ein wirksames Therapieverfahren darstellen, da sie Autoantikörper aus dem Blut eliminiert. Sollte sich herausstellen, dass bestimmte, definierte Autoantikörper Long-Covid induzieren, könnte man das Plasma der Patienten durch einen Blutreinigungsprozess laufen lassen, der diese Antikörper entfernt, bevor es in den Körper zurückgegeben wird. Das ist technisch, sofern man die Autoantikörper kennt, möglich.

Eine im Juni 2021 publizierte Pilotstudie an drei Long-Covid-Betroffenen zeigte, dass das Verfahren die Zahl der Autoantikörper signifikant reduzieren und dadurch die Symptome mildern kann. Einige Symptome verschwanden sogar ganz. Insgesamt gibt es aber bisher keine randomisierten prospektiven Daten oder groß angelegte Beobachtungsstudien, die den flächendeckenden Einsatz dieses – relativ kostspieligen – Verfahrens rechtfertigen und die Hoffnungen, die hineingesetzt werden, bestätigen würden. Aufgrund der zunehmenden Evidenz des Auftretens von Autoimmunphänomenen nach einer Covid-19-Infektion sind allerdings Studien zum Einsatz der Immunadsorption geplant.

Intermezzo: Wirkung nicht bei allen Patienten

Ebenfalls lernen lässt sich, im Guten wie im Schlechten, aus den Erfahrungen mit der Therapie der Schuppenflechte (Psoriasis). Bei dieser Autoimmunerkrankung teilen sich die hornhautbildenden Hautzellen zu schnell, was bei den Betroffenen zu juckender, schuppiger und entzündeter Haut führt. Die Ursache ist eine von dem Zytokin TNF-alpha (Tumor-Nekrose-Faktor) orchestrierte Autoimmunreaktion auf die hornhautbildenden Zellen. Bei der Behandlung der Schuppenflechte hat man bereits erfolgreich Anti-TNF-Medikamente eingesetzt, die die Wirkung von TNF-alpha blockieren. Dazu gehören auch therapeutische Antikörper wie Adalimumab. So weit die glänzende Seite der Medaille. Problematisch ist dagegen für etwa 5% der behandelten Patienten, dass sie nach der Behandlung ein besonders starkes Aufflammen der Schuppenflechte erleben. Die Zellen, die TNF-alpha produzieren, bilden auch Interferon-alpha, und dies bei manchen Patienten paradoxerweise umso stärker, je mehr TNF-alpha blockiert wird. Die Folge ist, dass sich die Immunreaktion sogar noch verstärkt. Es sind nur wenige Patienten, die diese Nebenwirkung trifft, aber es ist ein weiterer Beleg dafür, warum klinischen Studien zur Behandlung von Long-Covid mit aller Gründlichkeit durchgeführt werden müssen, um nicht böse Überraschungen durch ungeahnte Nebenwirkungen zu erleben.

Auch für Lupus gibt es einen zugelassenen Antikörper gegen ein spezifischen Immunelement, der bei einem Teil der Patienten zuverlässig wirkt – jedoch bei 75% der Lupus-Patienten keine Wirkung entfaltet. Dies führt einem anschaulich vor Augen, dass die vielfältigen Symptome, mit denen Lupus einhergeht, wohl auch darauf zurückzuführen sind, dass es verschiedene Ursachen hat oder dass zumindest die Wechselwirkung aus genetischer Anlage, Immunsystem und Mikrobiom komplex ist. Das Gleiche gilt vermutlich auch für Long-Covid. Es wird nicht das eine Medikament oder den einen monoklo-

nalen Antikörper geben, um das gesamte Long-Covid-Spektrum zu heilen.

Man sollte – dies wissend und beachtend – trotzdem unbedingt stärker auf Antikörpertherapien auch gegen Long-Covid setzen und Studien unter strikter Kontrolle und sehr gutem, großem Doppelblind-Studiendesign durchführen. Insgesamt bieten monoklonale Antikörper den großen Vorteil, dass sie spezifisch gegen jene Eigenschaften der Autoimmunität vorgehen, die man eliminieren möchte, (hoffentlich) ohne andere Teile des Immunsystems zu stören. Sie erweitern somit auch bei Long-Covid die therapeutischen Optionen – aber die austarierte Balance des Immunsystems ist eben nicht leicht aufrechtzuerhalten, wenn man auch nur an einer Stellschraube dreht.

Spezifische Detektion von Autoantikörpern

Einen anderen Ansatz wählten Erlanger Mediziner und erprobten nach einer Zufallsbeobachtung ein Herzmedikament im Einsatz gegen Long-Covid. Es handelt sich um die Wirksubstanz mit dem wenig erhellenden Namen BC 007. Nachdem die Augenklinik des Universitätsklinikums Anfang Juli 2021 den ersten erfolgreichen Heilversuch bei einem Long-Covid-Patienten durchgeführt hatte, wurden im Anschluss noch zwei weitere Patienten dank des Medikaments BC 007 erfolgreich behandelt. In allen drei Fällen konnte eine Verbesserung der körperlichen und mentalen Leistungsfähigkeit sowie nach Eigenauskunft der Patienten eine Verbesserung der Lebensqualität beobachtet werden.

Das Medikament BC 007 wurde vor einigen Jahren zur Behandlung schwerer Herzerkrankungen entwickelt. Sein vermuteter Wirkmechanismus bei Long-Covid besteht darin, dass es bestimmte Autoantikörper neutralisiert und damit Immunreaktionen stoppt, die zur Thrombenbildung in kleinen Gefäßen führen und vor allem die Mikrozirkulation verschlechtern – also die Durchblutung in den feinsten Blutgefäßen verschiedener Organe.

BC 007 verbessert diese Mikrozirkulation, wie die Erlanger Forscher mit eleganten Methoden nachweisen konnten, die den Blutfluss selbst in den kleinsten Bereichen präzise messen können.

Wie bereits beschrieben, sind Autoantikörper Ausdruck einer fehlgeleiteten Immunantwort und richten sich nicht gegen fremde Erreger, sondern gegen körpereigenes Gewebe. Daher können sie gesunde Organe auf vielfältige Art schädigen. Autoantikörper spielen bei vielen Krankheitsbildern eine Rolle, etwa beim Grünen Star (Glaukom) – und hier besteht auch der direkte Zusammenhang zum Erlanger Therapieansatz, der so zustande kam: Ein 59-jähriger Mann erkrankte an Covid-19 mit mildem Verlauf und entwickelte im Nachgang Long-Covid mit starken Einbußen der kognitiven und körperlichen Leistungsfähigkeit, Geschmacksverlust und Konzentrationsstörungen. Weil der Mann seit Jahren an einem Glaukom litt, war er regelmäßig in Behandlung an der Augenklinik des Universitätsklinikums Erlangen. Man wusste durch veröffentlichte Forschungsergebnisse, dass Autoantikörper auch bei der Entstehung eines Glaukoms eine entscheidende Rolle spielen. Und so führten Mediziner an dem Patienten einen »individuellen Heilversuch« mit BC 007 durch. Der Patient bekam eine Infusion mit dem Medikament verabreicht, und innerhalb von Stunden besserten sich seine Long-Covid-Beschwerden. »Serendipity« nennen Wissenschaftler es, wenn so ein Zufallsereignis die Forschung voranbringt. Offenbar erleichtert BC 007 nicht nur die Durchblutung kleiner Augengefäße, sondern bewirkt auch in anderen Körperregionen eine bessere Durchblutung, indem es Autoantikörper im Blut neutralisiert – in jedem Fall gilt es nun, diese Hypothese in einer kontrollierten klinischen Studie weiter zu testen.

Gestörter Energiestoffwechsel

Ein ganz anderer Ansatz geht der Frage nach, ob man bei einem Teil der Long-Covid-Patienten nicht deren Energiemetabolismus bei einigen der wichtigsten Zellen des Immunsystems wieder in seine alte Balance bringen muss. Wie eine Publikation von Peter Siska et al. beschreibt, wurden Proben von Covid-19-Patienten mit mildem, moderatem und schwerem Verlauf untersucht. Dabei wurden unterschiedliche Immunzellen wie T-Zellen, Monozyten und Granulozyten aus dem Blut von Covid-19-Patienten sowohl in der akuten Phase der Erkrankung als auch in der Long-Covid-Phase analysiert. Die betrachteten Immunzellen zeigten eindeutig einen beeinträchtigten Energiestoffwechsel. Bei schwer erkrankten Patienten wiesen die Immunzellen den höchsten Anteil von geschädigten Mitochondrien auf. Insbesondere in T-Zellen, die sehr wichtig für die Abwehr von Viren sind, waren die Mitochondrien in ihrer Funktion gestört, wodurch toxische Sauerstoffradikale produziert wurden. Die gestörte Mitochondrien-Funktion korrelierte mit der verstärkten Expression des Proteins Basigin auf der Oberfläche der T-Zellen. Wurden die Patienten im Verlauf der Erkrankung mit dem Medikament Dexamethason behandelt, verbesserte sich die Mitochondrien-Funktion, und der Immunzellmetabolismus sowie die Basigin-Expression der T-Zelle normalisierten sich. Auch in den durchgeführten Laboranalysen konnte Dexamethason den Immunzellmetabolismus regulieren und entscheidend verbessern. Möglicherweise hat Dexamethason also zwei Merkmale, die helfen, Long-Covid zu bekämpfen: Zum einen dämpft es das Immunsystem, was Autoimmunreaktionen herunterfährt, und zum anderen könnte es den Energiestoffwechsel der Immunzellen wieder normalisieren.

Blutgefäße wieder durchlässig machen

Eine ganz anders gelagerte Ursache vieler Long-Covid-Symptome ist eine Störung der Blutversorgung über Thrombenbildung und Veränderungen der Kapillarmembran von Blutgefäßen. Beides ist dringend behandlungsbedürftig, zumal es das Risiko eines Schlaganfalles und eines Herzinfarktes erhöht. Auch wenn dieses Risiko bei schweren Covid-19-Verläufen am höchsten ist, besteht es auch hochsignifikant für milde Symptome nach einer Infektion. Selbst nach milden Verläufen von Covid-19 steigt das Herzinfarktrisiko in der Gesamtbevölkerung durch den Anteil an Covid-19/Long-Covid-Patienten um 8 % und das von Schlaganfällen um 2 %. Bei bisher rund 300 000 Herzinfarkten pro Jahr in Deutschland würde dies bedeuten, dass es 24 000 Herzinfarkte pro Jahr mehr geben wird. Die Zahl der jährlichen Schlaganfälle würde in Deutschland von etwa 250 000 (im Jahr 2019) um 5000 Fälle jährlich zunehmen. Der Grund für das erhöhte Herzinfarkt- und Schlaganfallrisiko liegt vor allem in der Verengung kleiner Blutgefäße und der Neigung von Blutplättchen (Thrombozyten) zu verkleben – beides tritt gehäuft nach einer SARS-CoV-2-Infektion auf.

Als eine der ersten Arbeitsgruppen begann die des Epidemiologen Kari Tikkinen an der Universität von Helsinki damit, den ursächlichen Einfluss von Abnormalitäten des Blutkapillarensystems auf Long-Covid zu untersuchen, vor allem die Rolle von winzigen Blutgerinnseln.

Da eine Impfung gegen SARS-CoV-2 die Long-Covid-Wahrscheinlichkeit nach einer Durchbruchinfektion auch im besten Fall um höchstens 50 % senkt, blieben auch in der geimpften Bevölkerung noch Millionen von Patienten weltweit übrig, die eine Behandlung mit Medikamenten benötigen. Unklar ist bisher, ob eine medikamentöse Covid-19-Therapie einen Einfluss auf das Long-Covid-Risiko hat. Ein Medikament, das den Schweregrad der Krankheit verringert, könnte auf gleiche Weise auch die Long-Covid-Symptome minimieren, so die Überlegung der Gruppe von Tikkinen und auch von vielen anderen Medizinern. Bei Dexamethason und *Paxlovid*® könnte sich dies sogar bestätigen, denn beide Medikamente werden eingesetzt, um schwere Verläufe von Covid-19 abzumildern.

Die große internationale Studie SOLIDARITY der WHO untersucht, welche Medikamente gegen Covid-19 und welche gegen Long-Covid helfen (und welche gegen beides). Vor allem werden die Immunsuppressiva Infliximab und Imatinib angeschaut. Imatinib ist ein Medikament, das helfen könnte, die Entzündung in den Blutgefäßen zu reduzieren sowie der Verengung der Gefäße und wohl auch der Thrombenbildung entgegenzuwirken.

Eine ebenfalls groß angelegte britische Studie namens HEAL-COVID testet zwei Medikamente, die auf das Herz-Kreislauf-System wirken. Das eine, Apixaban, ist ein Antikoagulans, es verringert die Blutgerinnung. Das andere, Atorvastatin, senkt den Cholesterinspiegel – was auch die Entzündungsneigung der Blutgefäße verringern soll (Cholesterin ist nicht nur Bestandteil der Zellmembran, sondern aus Cholesterin werden über Stoffwechselwege auch Entzündungsmediatoren synthetisiert). In der HEALCOVID-Studie soll untersucht werden, ob eine der beiden Behandlungen die Zahl der Krankenhausaufenthalte im Jahr nach der Erstinfektion verringert.

An der Universität von Chicago in Illinois leitet Ayodeji Adegunsoye ein Forschungsprojekt, das ein Medikament namens Sirolimus testet. Es unterdrückt das Immunsystem und wird manchmal Empfängern von Organtransplantaten verabreicht in der Hoffnung, dass es die Migration von Zellen verhindert, die zu Narbengewebe in Blutgefäßen und/oder in der Lunge führt und die Sauerstoffversorgung nachhaltig und langfristig verringert.

Bei allen Hoffnungen, die in diesen Forschungsprojekten liegen: Es bleibt die Frustration, dass sie viel Geduld erfordern. Außerdem dürfen gerade kleine Studien nicht überinterpretiert werden – sie liefern möglicherweise keine statistisch aussagekräftigen Ergebnisse.

Gehirnentzündungen stoppen

Die Häufigkeit, mit der inflammatorische Prozesse im Gehirn Long-Covid-Symptome von Fatigue über Gedächtnis- und Konzentrationsstörungen bis hin zum Gehirnnebel auslösen, verhält sich etwa umgekehrt proportional zur Behandelbarkeit entzündlicher Prozesse im Gehirn. Neuroinflammation ist u. a. deshalb so schwer zu behandeln, weil die Blut-Hirn-Schranke in der Regel verhindert, dass potenziell wirksame Medikamente das Gehirn überhaupt erreichen.

Wenn man sich sicher ist, dass die entzündlichen Vorgänge im Gehirn nicht vom Virus direkt hervorgerufen werden, SARS-CoV-2 das Gehirn also nicht selbst infiziert hat, sind Steroide eine Option. Sie dämpfen sowohl die inflammatorischen Prozesse im Körper als auch die im Gehirn. Aufgrund ihrer lipophilen (fettlöslichen) Eigenschaften überwinden viele Steroide die Blut-Hirn-Schranke relativ leicht und sind deshalb eine Therapieoption für neuroinflammatorische Prozesse. Aber – und das ist wichtig – zunächst muss man sichergehen, dass das Virus aus dem Körper und dem Gehirn komplett eliminiert ist. Würde man noch infizierten Patienten ein Steroid verabreichen, würde die angeborene Immunabwehr im Gehirn geschwächt. Dem Virus würde es dadurch möglich, sich im Gehirn und im Körper erst recht zu verbreiten.

Um herauszufinden, in welcher Konzentration, zu welchem Zeitpunkt, mit welchen Biomarkern welche Steroide am erfolgreichsten eingesetzt werden können, sind zunächst Tierexperimente nötig.

Eine spezifischere Möglichkeit, Gehirnentzündungen zu behandeln, wäre, die dauerhafte Aktivierung der Mikrogliazellen zu beenden, denn diese löst die chronische Neuroinflammation aus. Der erfolgversprechendste Angriffspunkt in Mikrogliazellen ist das Inflammasom, das eine molekulare Maschinerie darstellt, die entzündliche Prozesse auslöst, vorantreibt und aufrechterhält. Man könnte sagen: Es ist eine Art molekularer Hauptschalter, um Entzündungsreaktionen zu starten, der sich in Mikrogliazellen im Gehirn (aber auch in Makrophagen im Blut) befindet. Meine – und auch andere – Arbeitsgruppen, vor allem aus Bonn, mit Eicke Latz und Michael Heneka am Deutschen Zentrum für neurodegenerative Erkrankungen (DZNE), haben erfolgreich neurodegenerative Prozesse für die Alzheimer-Krankheit im Gehirn von

Mausmodellen gestoppt, indem wir hochspezifisch das Inflammasom pharmakologisch inhibiert haben oder im Tiermodell genetisch abgeschaltet hatten. Meine Arbeitsgruppe hat versucht, die Achse aus einer starken viralen Infektion bis zur Daueraktivierung von Mikrogliazellen zu unterbrechen, indem wir das Inflammasom inhibiert haben. Dabei haben wir mit einem der Gründerväter der immunologischen Signalforschung, Charles Dinarello von der Medical School in Colorado, zusammengearbeitet. Er hat uns eine aus Brokkoli-Bestandteilen abgeleitete Substanz zur Verfügung gestellt, die auf Makrophagen und auch Mikrogliazellen durch die Blockade des Inflammasoms generell hochspezifisch antiinflammatorisch wirkt. Zunächst alsArthritismedikament gedacht, befindet sich die Substanz jetzt in klinischen Versuchen der Phase 2 gegen Gelenkerkrankungen. Auch Novartis hat mehrere Inflammasom-Inhibitoren in seinem Portfolio – zum Teil mitentwickelt von deutschen Immunologen wie Eicke Latz –, die möglicherweise auch im Gehirn von Long-Covid-Patienten eine hochspezifische anti-inflammatorische Wirkung entfalten könnten.

Ein anderer Ansatz ergibt sich aus einer Freiburger Studie zur Neuroinflammation. Die Arbeitsgruppen von Marco Prinz und Bertram Bengsch haben beobachtet, dass die Mikrogliazellen wohl über einen speziellen Subtyp der T-Zellen, sogenannte CD8-T-Zellen, aktiviert werden. Könnte man diese CD8-T-Zellen blockieren, würde damit möglicherweise auch eine chronische Neuroinflammation im Gehirn unterbunden. Bereits 2016 wurden Studien veröffentlicht, dass gerade autoreaktive CD8-T-Zellen spezifisch über verabreichte Antikörper inaktiviert werden können. Auch hier müsste man vor der Anwendung natürlich sichergehen, dass das SARS-CoV-2-Virus bereits eliminiert wurde.

Diese Forschungsarbeiten sind nicht nur von größter Wichtigkeit, um Möglichkeiten zu finden, Long-Covid zu behandeln, sondern auch um zu verhindern, dass im Nachgang der Pandemie noch Jahrzehnte später signifikant mehr Menschen an Alzheimer erkranken. Denn auch bei dieser zu den Demenzen gehörenden

Krankheit sind neuroinflammatorische Prozesse Risikofaktoren und wohl auch Treiber der Erkrankung.

Alle diese Ansätze sind leider noch in der präklinischen Erprobungsphase (werden also an Zellsystemen und Tiermodellen getestet), aber meine kurze Einführung hier soll einen gedanklichen Schirm aufspannen, wie durch SARS-CoV-2 ausgelöste Vorgänge der Neuroinflammation behandelt werden könnten und warum es dazu noch erheblicher Grundlagenforschung bedarf.

Schmerzen lindern

Muskel-, Gelenk- und Gliederschmerzen, aber auch Kopfschmerzen und Migräneattacken sowie Schmerzen in Bauch, Lunge und Brust werden von Long-Covid-Patienten häufig beschrieben. Je nach Schwere der Schmerzen muss man in solchen Fällen mit seinem Hausarzt oder seiner Hausärztin besprechen, wie – bei gelegentlichen Schmerzattacken – gängige Schmerztabletten eingesetzt werden können. Droht der Schmerz chronisch zu werden, kann eine Überweisung in eine Schmerzambulanz mit regelmäßigen Terminen und spezifischer Schmerztherapie notwendig werden, vor allem um der Ausbildung eines Schmerzgedächtnisses entgegenzuwirken.

Bei Kopfschmerzen sollte man die Sauerstoffsättigung und die Blutversorgung in die Hirnhäute hinein untersuchen lassen. Das Gehirn selbst ist schmerzunempfindlich. Doch durch eine Verspannung der Nackenmuskulatur oder Hirnhäute, die unter verengten Blutgefäßen leiden, können Kopfschmerzen entstehen. Wenn sie massiv sind, hilft möglicherweise eine Antikoagulantions-Therapie zur Blutverdünnung. Da es sich um Medikamente zur Hemmung der Blutgerinnung handelt, mit denen Thromben gelöst werden, und diese Therapie auch Risiken birgt, ist ein Arztgespräch vorher absolut unverzichtbar.

Man selbst kann versuchen, über die progressive Muskelrelaxation (PMR) nach Jacobson mitzuhelfen, die Schmerzen zu verringern. Die Übungen wirken entspannend und werden häufig als Ergänzung zu einer Schmerztherapie eingesetzt. PMR wirkt besonders gut bei Muskelschmerzen. Anfänger lassen sich am besten professionell anleiten, hierzu gibt es auch verschiedene Apps, z. B. *Pulmo Fit* des Inselspitals Bern. Videos, die die Übungen erklären, sind ebenfalls in großer Zahl verfügbar.

Es ist darüber hinaus lohnend zu untersuchen, ob ein Mangel an Vitamin B1, B6 oder B12 vorliegt. Diese Vitamine – in ausreichendem Maß vorhanden – verstärken und verbessern die Wirkung von Schmerzmitteln und wirken selbst schmerzhemmend. Gerade Vitamin B12 wird in vielen Schmerztherapien begleitend verabreicht.

Geruchsstörungen beheben

Wie bereits erwähnt, kann der Geruchsverlust (Anosmie) nach einer SARS-CoV-2-Infektion über Wochen und Monate andauern. Er betrifft laut RKI etwa 19 % aller Infizierten, hängt aber auch von der aktuellen Virusvariante ab. Bei der Omikron-Variante tritt er etwas weniger häufig auf als am Beginn der Pandemie mit anderen Virusvarianten. Doch aufgrund der hohen Infektionsraten ist er immer noch ein weit verbreitetes Problem. Es wird befürchtet, dass einer von zwanzig Anosmie-Betroffenen Gefahr läuft, den Geruchssinn nicht wieder zurückzuerlangen.

Nach Behandlungen zur Wiederherstellung des Geruchssinns wird intensiv geforscht. Diese Forschung ist extrem anspruchsvoll, weil die SARS-CoV-2-Infektionsschäden weit über die Nase hinaus bis in das Gehirn hinein reichen. Obduktionen und Gehirnscans haben einen Zusammenhang zwischen Covid-19-bedingten Gewebeschäden mit dem Geruchssystem in Verbindung gebracht.

Doch viele Fragen zu den biologischen Mechanismen hinter der COVID-bedingten Anosmie sind noch offen. So versuchen Geruchsforscher ein besseres Verständnis dafür zu erlangen, was das Virus in der Nasenhöhle macht und warum Varianten mehr oder weniger wahrscheinlich Anosmie bei verschiedenen Menschen zu verursachen scheinen. Außerdem gibt es erste Ideen, um die Long-Covid-Geruchsstörungen zu behandeln. Dazu gehört therapeutisch auch hier, die Reaktion des Immunsystems zu dämpfen. Die Arbeitsgruppe von Benjamin tenOever an der Icahn School of Medicine am Mount-Sinai-Krankenhaus in New York verfolgt, inwiefern ein Arthritishemmer helfen könnte, die Immunreaktionen in der Nase zu unterdrücken. Blockiert wird einer der Signalwege in die Zelle hinein, der entscheidend ist für die Aktivierung pro-inflammatorischer Signalmoleküle. Diese Enzyme der Janus-Kinase-Familie (JAK) spielen auch bei Autoimmunreaktionen eine unrühmliche Rolle. Die derzeitigen Behandlungsmöglichkeiten sind allerdings noch begrenzt und unspezifisch, denn keine Therapie ist bisher speziell auf die Biologie von SARS-CoV-2 zugeschnitten.

Die einfachste Behandlungsmethode nach einem Long-Covid-induzierten Geruchsverlust ist das Riechtraining – ein Verfahren, das viele Rhinologen als »nasale Physiotherapie« betrachten. Die Betroffenen werden angeleitet, an vier ätherischen Ölen zu schnuppern und 15 Sekunden lang tief einzuatmen. Dabei sollen sie versuchen, sich auf ihre Erinnerung an den entsprechenden Geruch zu konzentrieren. Sie wiederholen die Prozedur zweimal am Tag über mehrere Wochen oder Monate, je nachdem, wie lange der Geruchsverlust anhält. Das Riechtraining beruht auf der Erkenntnis, dass der Geruchssinn veränderbar und durch Training sogar verbesserungsfähig ist. Auch Menschen in Berufen, die mit Geruch zu tun haben – Sommeliers, Parfümeure, Teehändler und Köche –, entwickeln im Laufe ihrer Berufstätigkeit eine feinere Nase.

In frühen Studien trainierte das Team von Thomas Hummel an der TU Dresden mit den Teilnehmern mithilfe von Gläsern mit Wattebällchen, die mit reinen Geruchsstoffen getränkt waren. Zara Patel, eine Rhinologin an der Stanford-Universität in Kalifornien, machte sich daran, das Verfahren für den klinischen Alltag zu vereinfachen, indem sie leicht verfügbare ätherische Öle verwendete. Das Quartett der am häufigsten verwendeten Geruchsstoffe sind Rose, Eukalyptus, Zitrone und Nelke. Jeder steht für eine andere Geruchskategorie und stimuliert verschiedene Gruppen von Geruchsneuronen differenziert und effektiv.

Nicht geklärt ist, warum der Geruchssinn manchmal nur für einige Wochen ausfällt, unter welchen Umständen er Monate nicht funktioniert und in welche Fällen er (bisher) nicht wieder voll zurückkehrt. Der Umstand, dass sich der Geruchssinn (zum Glück) auch spontan wieder erholen kann, macht den Nachweis von Studienerfolgen schwierig. Doch mehrere randomisierte und kontrollierte Studien zeigen, dass das Riechtraining in jedem Fall hilfreich bei postviralem und posttraumatischem Geruchsverlust ist. Möglicherweise verlangsamt es auch die Alterung des Geruchssinns. Es gibt Hinweise, dass der Wechsel zu einem anderen Satz von vier Düften (typischerweise Menthol, Thymian, Mandarine und Jasmin) nach drei Monaten vorteilhafter ist als die Beibehaltung des ursprünglichen Geruchsquartetts. Und je früher das Training eingeleitet wird, desto größer sind die Erfolgschancen. Man sollte also nicht sechs Monate lang warten, ob nicht doch eine Spontanheilung eintritt.

Einige Ärzte und Wissenschaftler zeigten sich anfangs skeptisch gegenüber dem Riechtraining. Aber die Akzeptanz der ausgesprochenen Low-Tech-Behandlung hat zugenommen. Das Training ist vergleichsweise kostengünstig und hat keine Nebenwirkungen. Viele Mediziner empfehlen es Long-Covid-Patienten mittlerweile bei Anosmie (Verlust des Geruchssinns) und Hyposmie (verminderter Geruchssinn) sowie bei anderen Veränderungen des Geruchssinns, die nach einer Infektion mit SARS-CoV-2 auftreten können. Zu diesen gehört auch, dass Gerüche unangenehm verändert wahrgenommen werden und ihre typischen Charakteristika verlieren. So riecht frisch gemähtes Gras für die Betroffenen zum Beispiel nach abgestandenem Fischöl. Die gute Nachricht ist, dass diese Geruchsverwirrung wohl etwas damit zu tun hat, dass der Riechnerv und die Riechzellen dabei sind, sich zu regenerieren; und dies geht mit Neuverschaltungen zwischen Neuronen einher, und zwar in der Zuordnung sowie der Bewertung von Gerüchen.

Viele Rhinologen empfehlen auch andere risikoarme Behandlungen, die sich als wirksam erwiesen haben bei Menschen, die ihren Geruchssinn aus nichtviralen Ursachen verloren haben. Zu diesen zusätzlichen Behandlungen können Steroide gehören, die bei chronischer Rhinosinusitis als Nasenspray eingesetzt werden. Hohe Dosen von Omega-3-Fettsäuren konnten laut einer kleinen Studie ebenfalls die Genesung von Menschen unterstützen, die nach einer Operation einen Geruchsverlust erlitten hatten.

Nichtpharmakologische Behandlungen und Verhaltenstherapien

Mit zunehmenden Erkenntnissen aus der Forschung werden Medikamente immer mehr zur tragenden Säule der Therapie von Long-Covid werden. Doch noch ist nicht klar, welche Wege die richtigen zur Eindämmung dieser Krankheit sind und wie hoch der Prozentsatz der Erkrankten ist, die Autoimmunreaktionen oder Blutgefäßverengungen zeigen. Oder wie viele Symptome bedingt sind durch eine veränderte Energieversorgung oder ein überschießendes Immunsystem. Sofort einsetz- und erprobbar sind dagegen nicht-medikamentöse Therapieansätze wie das oben beschriebene Riechtraining.

Eine ganz andere, aber durchaus beachtenswerte Herangehensweise wählt der Trainer und ehemalige Skispringer Marc Nölke. Er entwickelt Übungen für leicht durchzuführende Trainingsprogramme, die sowohl die Konzentrations- und Aufmerksamkeitsspannen von Patienten auf spielerische Art trainieren als auch den Vagusnerv stimulieren (wichtig für viele Long-Covid-Betroffene, deren Symptome daraufhindeuten, dass der Vagusnerv, der längste unserer zwölf Hirnnerven, aufgrund entzündlicher Prozesse in seiner Funktionalität beeinträchtigt ist) und die Koordination fördern. Eine Art Neuroathletiktraining also, um zu lernen, besser mit den Symptomen von Long-Covid umzugehen, von der Fatigue bis zum POTS-Syndrom. Ein Teil der Übungen zielt darauf ab, Gehirnrhythmen und Aktivitäten zu normalisieren und Long-Covid-bedingte veränderte Muster der neuronalen Aktivitäten wieder auf das Vorkrankheitsniveau zu bringen. Für manche Patienten könnte ein Teil dieser Übungen auch hilfreich sein, um nach Wochen und Monaten mit eingeschränkter Bewegung die Koordinationsfähigkeit zu verbessern (s. auch die Buchempfehlung unter Literatur).

- Beim **Vagusnerv** (Nervus vagus, lat. *vagari* ›umherschweifen‹) handelt es sich um ein Bündel aus rund 100 000 Nervenfasern, das vom Hirnstamm bis zum Zwerchfell verläuft und sich dann weiter in Richtung Herz, Darm und anderer Organe verästelt. Es stellt als zehnter Hirnnerv den größten Anteil des Parasympathikus dar und ist an der Regulation der Tätigkeit fast aller inneren Organe beteiligt.

Eine weitere unkonventionelle Methode setzt darauf, das Immunsystem mit einem unappetitlichen, in den USA bereits zugelassenen Eingriff ins Gleichgewicht zu bringen: der Transplantation von Stuhl eines gesunden Spenders in den Darm einer erkrankten Person. In der alten chinesischen Medizin diente ein Stuhlbrei namens »gelbe Suppe« dazu, schwere Lebensmittelvergiftungen und lebensbedrohlichen Durchfall zu behandeln. Heute ist die Fäkaltransplantation ein in den USA anerkanntes Therapieverfahren bei gefährlichen Darminfektionen, die von dem Bakterium *Clostridium difficile* verursacht werden. Vor einigen Jahren demonstrierte die Gastroenterologin Jessica Allegretti vom Brigham and Women's Hospital in Boston, dass die Übertragung von Stuhl nicht nur kritische Clostridium-difficile-Infektionen bekämpfen kann, sondern auch chronisch-entzündliche Darmerkrankungen (CED) lindert. CED gehen mit schweren Verdauungsproblemen einher, die aus Entzündungen resultieren. Der Ansatz für Long-Covid-Therapien ergibt sich sowohl daraus, dass auch CED aus Entzündungen resultieren, als auch daraus, dass eine Beteiligung des Mikrobioms als Risikofaktor für eine Autoimmunreaktion nach einer SARS-CoV-2 Infektion diskutiert wird. Bereits heute sind Studien im Gang, die ermitteln, ob die Methode gegen rheumatoide Arthritis, Multiple Sklerose und Lupus wirkt. Neben Blutbanken mit Blutkonserven gibt es in den USA, Großbritannien und den Niederlanden mittlerweile auch Stuhlbanken mit Millionen von Stuhlproben. Dieser Ansatz könnte auch in der Long-Covid-Therapie mithilfe des Mikrobioms unterstützend sinnvoll sein.

Hyperbare Sauerstofftherapie

Deutlich näher an der Verwirklichung ist eine ganz andere Strategie, die unter anderem von Shani Zilberman-Itskovich aus dem israelischen Forscherteam um die Gruppe von Shai Efrati untersucht wird: Hierbei geht es darum, inwieweit eine hyperbare Sauerstofftherapie (HBO- oder HBO_2-Therapie) bei Long-Covid-Patienten die kognitiven Symptome verringern kann. Die Überlegung dahinter ist, dass durch Mikrothromben und entsprechend verengte Blutkapillaren besonders das Gehirn unter einer verminderten Sauerstoffversorgung leidet und dadurch physiologische Abläufe der neuronalen Steuerung langfristig beeinträchtigt sein könnten.

■ Die **hyperbare Sauerstofftherapie** (HBO, engl. *hyperbaric oxygen therapy)* ist eine Behandlung, die bei Sauerstoffunterversorgung eingesetzt wird. In einer Überdruckkammer wird kontrolliert der Umgebungsdruck auf den Körper des Patienten erhöht, der gleichzeitig 100-prozentig reinen Sauerstoff (zum Vergleich:

Umgebungsluft hat 20 %) einatmet. Die Behandlung wird über genau definierte Zeiträume in präzisen Intervallen vorgenommen. Durch die Kombination von reinem Sauerstoff und Überdruck erhöhen sich die Sauerstoffpartialdrücke im Blut und im Gewebe.

Der Wirkmechanismus der Therapie könnte mit der Pathologie des Hirngewebes zusammenhängen, die durch die Virusinvasion oder indirekt durch Neuroinflammation und Hyperkoagulabilität (vermehrte Blutgerinnung) verursacht wird. Eine randomisierte Doppelblindstudie untersuchte die Wirkung der hyperbaren Sauerstofftherapie bei Patienten mit Long-Covid, die mindestens drei Monate nach der bestätigten Infektion noch Symptome aufwiesen. 73 Patienten wurden in zwei Gruppen eingeteilt, eine Gruppe erhielt täglich 40 Sitzungen HBO und die andere Scheinbehandlungen. Zu Beginn der Studie und 1–3 Wochen nach der letzten Sitzung erfolgten jeweils Untersuchungen. Nach der HBO-Behandlung gab es eine signifikante Verbesserung kognitiver Funktionen (Konzentrationsfähigkeit, Aufmerksamkeitsspannen und Gedächtnisleistung), und auch Schlafstörungen traten deutlich weniger häufig auf. Durch MRT-Untersuchungen konnte mechanistisch gezeigt werden, dass die Durchblutung des Gehirns deutlich verbessert war. Davon, so die Untersuchungsergebnisse, profitierte besonders der Stirnlappen.

Die Autoren deuten die Studie so, dass die verbesserte Sauerstoffversorgung nicht nur kurzfristig das Gehirn besser versorgt, sondern auch Prozesse der Neuroplastizität induziert hat. Beides könnte langfristig die Gehirnfunktionalität über Anpassungsprozesse wiederhergestellt haben.

■ **Neuroplastizität** bezeichnet die Eigenschaft von Neuronen, sich aufgrund veränderter Eingangsbedingungen in ihren Verschaltungseigenschaften strukturell wie funktionell zu ändern. Dies kann die Stärke der synaptischen Verbindungen ebenso betreffen wie die Anzahl und Größe der synaptischen Kontakte. Es ist die Grundlage von Lernprozessen, aber ebenso beteiligt am Schmerzgedächtnis wie an den veränderten Verschaltungseigenschaften von Nervenbahnen bei der Blutdruckregulation oder der Atemsteuerung, wenn diese aus der Balance geraten.

Schon vorher gab es präklinische und klinische Befunde, die gezeigt haben, dass HBO-Therapien neuroplastische Wirkungen entfalten und entzündungshemmende Prozesse vermindern sowie die Mitochondrien-Funktion ebenso wie die Durchblutung verbessern. Sie regen außerdem die Angiogenese (Neubildung von kleinen Gefäßen) an und fördern die adulte Neurogenese im Hippocampus, bei der auch im ausgewachsenen Gehirn noch neue Nervenzellen gebildet werden. Dieser letzte Umstand könnte erklären, warum die Gedächtnisleistung bei Long-Covid-Patienten verbessert wird, denn der Hippocampus ist ein wichtiges Gehirnareal für das Fakten- und autobiografische Gedächtnis sowie der entscheidende Filter für den Übergang vom Kurz- zum Langzeitgedächtnis. Er ist einer der ganz wenigen Orte im Gehirn, an denen überhaupt adulte Neurogenese stattfinden kann.

Eventuell hilft die HBO auch, die Funktionalität des Vagusnervs wiederherzustellen. Er ist von größter Wichtigkeit, um eine Homöostase aufrechtzuerhalten, und die entscheidende Schaltstelle zur Regulation der Körperorgane durch das Gehirn. Viele unserer grundlegenden Körperfunktionen – Herzfrequenz, Blutdruck, Verdauung, Atemtätigkeit oder sexuelle Erregung – unterliegen der Kontrolle zweier gegensätzlicher Systeme. Beide gehören zum vegetativen, autonomen Nervensystem, das sich der willkürlichen Kontrolle großteils entzieht: Der Sympathikus aktiviert Körperfunktionen, die zum Abbau von Energiereserven führen und den Organismus in erhöhte Leistungsbereitschaft versetzen. Typisch für seine Wirkung ist das instinktive Verhalten

»Flieh oder kämpfe« in Stresssituationen. Der Parasympathikus gilt als sein Gegenspieler; er fördert den Aufbau von Energiereserven und die Regeneration des Organismus, etwa durch Entspannung und Anregung der Verdauungsaktivität. Unsere Fähigkeit, von einem Zustand in den anderen zu wechseln – also Sympathikus oder Parasympathikus stärker zu aktivieren –, hängt vom Vagusnerv ab, er steuert vor allem den Parasympathikus-Anteil.

Einige Forschungsergebnisse deuten darauf hin, dass der Vagusnerv in seiner Funktionalität nach einer SARS-CoV-2-Infektion noch lange eine veränderte neuronale Aktivität zeigt, die an einer Reihe von Krankheitssymptomen bei Long-Covid beteiligt sein könnten.

Kevin Tracey vom Feinstein Institute for Medical Research in Manhasset, New York, konnte zeigen, dass eine elektrische Stimulation des Vagusnervs hilft, das Immunsystem zu beeinflussen, indem sie überaktive Immunzellen beruhigt. Tracy und Kollegen analysierten, wie elektrische Impulse, die ein implantiertes Gerät aussendet, sich vom Hals über den Vagusnerv hinunter bis zur Milz fortpflanzen, wo sie die Produktion des Tumor-Nekrose-Faktors (TNF-alpha) und weiterer entzündungsfördernder Substanzen herunterfahren. Ersten klinischen Studien zufolge lassen sich mit einem solchen Ansatz die Symptome der rheumatoiden Arthritis und von Morbus Crohn lindern. Ein von Tracey mitbegründetes Unternehmen hat vor Kurzem eine große klinische Studie dazu gestartet. Für die Behandlung anderer Krankheiten sind Vagusnerv-Elektrostimulatoren heute schon zugelassen, etwa bei Epilepsie und Depression. Auch im Kontext der Long-Covid-Therapie erscheint mir das als spannende Option. Statt ihn direkt zu stimulieren, könnte der Vagusnerv auch über die plastischen Vorgänge der neuronalen Restrukturierung durch eine HBO-Behandlung wieder in seiner Physiologie normalisiert werden. So könnten zum Beispiel Dysautonomie, Gehirnnebel und Schlafstörungen behandelt werden.

Fatigue-Symptome managen

Dass Fatigue so viele Menschen betrifft, erhöht den Handlungsdruck. Das Bundesgesundheitsministerium hat ebenso wie die National Institutes of Health (NIH) in den USA und andere Förderorganisationen gerade enorme Forschungsmittel bereitgestellt, um Long-Covid zusammen mit dem CFS zu erforschen und Therapien zu etablieren.

Wie in Kapitel 2 schon beschrieben, scheint mir die Hauptursache des Long-Covid-Fatigue-Syndroms ein direkt durch das Virus oder indirekt über die Immunreaktion des Körpers eingeschränkter Stoffwechsel der Mitochondrien zu sein.

Da bisher noch keine medikamentösen Therapien etabliert wurden, kann ich hier nur Verhaltensvorschläge für das Selbstmanagement machen, die von einer begrenzten Energieproduktion in Neuronen und der Muskulatur als Ursache der Long-Covid-Symptomatik ausgehen. Vor allem ist es wichtig, diese schwere, die Lebensqualität stark einschränkende Krankheit zu verstehen und den Umgang mit ihr zu erlernen. Als Betroffener muss man sich klar machen, dass man wohl aufgrund einer Minderfunktion der Mitochondrien – vor allem in den Neuronen des Gehirns und in der Muskulatur – schneller ermüdet, etwa so, als hätte man nur noch einen kleinen Akku zur Verfügung. Es gilt, mit dieser kleinen Batterie, die sich zudem auch in Ruhe- und Schlafphasen nicht einfach von selbst wieder auflädt, umzugehen. Dabei können einen folgende Fragen leiten: Wie gelingt es, den Tank wieder aufzuladen? Wie kann die gewonnene Energie sinnvoll genutzt werden? Wie lassen sich die Qualität und Größe des Energietanks schrittweise verbessern?

Verschiedene für CSF-Patienten entwickelte Programme sind mittlerweile etabliert. Für Long-Covid-Patienten scheint mir das an der Long Covid Clinic in Oxford vorgestellte Behandlungsverfahren als das passendste und am einfachsten zu befolgende. Grundlage ist das 3P-Prinzip: Prioritäten setzen – Planen – Pacing.

- **Pacing** ist ein Begriff aus dem Sport: Ein Tempomacher stellt sicher, dass ein ambitionierter Sportler seine Energie nicht zu früh verbraucht, sondern genau im richtigen Tempo läuft, um über das gesamte Rennen genügend Energie zu haben. Auf Long-Covid übertragen bedeutet das: Einhaltung der durch eine Fatigue vorgegebenen individuellen Belastungsgrenzen durch Aktivitäts- und Energiemanagement.

Im Einzelnen heißt das:
Prioritäten setzen: Der geringere Energievorrat, den man bei einer Fatigue hat, zwingt einen, Prioritäten zu überprüfen und zu überlegen, wo sie an den kleineren, sich nicht mehr selbst aufladenden Energieakku angepasst werden müssen. Wo kann man Energie sparen – sowohl bei mentalen, kognitiven Aufgaben als auch bei körperlichen Herausforderungen?

Dies kann z. B. bedeuten, dass man für Routineaufgaben Hilfe von Freunden und Familienmitgliedern annimmt oder selbst für kurze Wege öffentliche Verkehrsmittel benutzt. Fragen Sie sich, was wirklich sofort erledigt werden muss, was warten und was gegebenenfalls von jemand anderem übernommen werden kann. Das ist von entscheidender Wichtigkeit, denn das Fatale beim Fatigue-Syndrom ist, dass massive Rückschläge drohen, wenn man sich überanstrengt, weil man sich gerade gut fühlt. Der Akku bleibt dann – um im Bild zu bleiben – lange leer (s. Abbildung 11).

Planen: Kann man einen Einkauf mit einem Arztbesuch verbinden? Wann und wie kann man dabei Erholungszeiten einplanen – und zwar bevor der Akku leer ist? Ein Tagebuch, in das man einträgt, wie sich das Energieniveau im Laufe des Tages verändert, kann hilfreich dabei sein. Es zeigt, zu welchen Zeiten man besonders vorsichtig mit seinen Energieausgaben sein muss und wann man möglicherweise etwas mehr Energie hat. Eine andere Idee ist, sich einen Wecker zu stellen, der einen daran erinnert, zu jeder vollen Stunde (oder was immer im eigenen Fall sinnvoll ist) eine Pause einzulegen. Ein sinnvoller Tagesablauf könnte etwa so aussehen, dass sich kleine zu erledigende Dinge mit Ausruhphasen abwechseln. Bevor (!) man eine Tätigkeit beginnt, sollte man Dauer und Aktivitätslimit festlegen – und insgesamt das eigene Leben entschleunigen. Wichtig ist auch, wenn nur irgendwie möglich, zwischen kognitiven und körperlichen Aufgaben zu wechseln. Die Erfahrung vieler Patienten zeigt, dass sich dadurch der Akku weniger schnell leert.

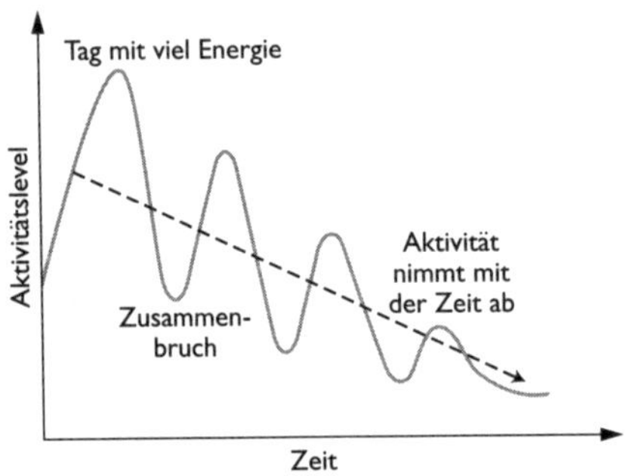

Abb. 11: Aufschwung und Niedergang beim Fatigue-Syndrom, wenn man sein Energiekonto am Tag überzieht *(»boom and bust«)*

Pacing (Tempo einhalten): Das übergeordnete Prinzip ist, sein Energiekonto niemals (!) zu überziehen. Beim Sport, wo der Begriff Pacing etabliert ist, geht es darum, dass der Tempomacher dafür sorgt, dass ein Sportler nie am Maximum seiner Geschwindigkeit fährt oder läuft. Als sein eigener Tempomacher sollte man also darauf achten, Tätigkeiten zu verrichten, die im Energieniveau unterhalb der maximalen Kapazität liegen, um sicherzustellen, dass genug Energie für weitere Aktivitäten bleibt.

Ein wenig erinnert dieses Vorgehen an die Schildkröte in der Fabel von Äsop. Sie war es, die das Rennen gewann, nicht der schnelle Hase. Die Moral der Geschichte: Man hat mehr Erfolg, wenn man langsam und stetig vorgeht, als wenn man schnell und unvorsichtig handelt.

In der Praxis bedeutet das, seine Tätigkeiten in überschaubarere Abschnitte zu unterteilen. Anstatt also die ganze Wohnung in einem Zug zu saugen und sich dann mit einer Tasse Kaffee hinzusetzen, sollte man vielleicht nur einen Raum saugen und sich dann erst einmal ausruhen. Auch bei geistigen Aufgaben gilt: Sie entziehen der Batterie Energie. Anstatt also zwei Stunden lang am Laptop zu arbeiten, vielleicht nach 30 Minuten aufhören und eine Pause einlegen! Selbst Daddeln auf dem Smartphone kann Energie verbrauchen, die man eigentlich woanders braucht.

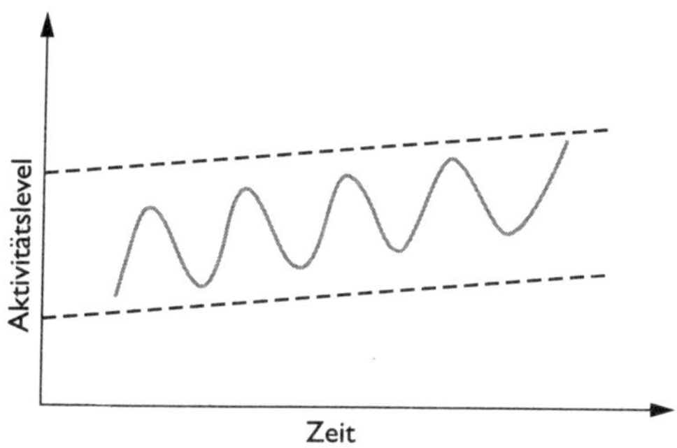

Abb. 12: Schafft man es, Ruhe und Aktivitäten in einer guten Balance zu halten, kann man sein Leben stabilisieren – wenn auch sicher für lange Zeit auf einem niedrigeren Niveau als vor Long-Covid, aber doch mit leichten Verbesserungen von Tag zu Tag.

»Ich war schon immer ein sehr beschäftigter Mensch und habe mir oft nicht die Zeit genommen, innezuhalten und die Dinge um mich herum wirklich zu schätzen zu wissen. Aber Long-Covid zwang mich, langsamer zu werden, innezuhalten und die Welt um mich herum anders zu sehen und zu spüren. Sie ist wirklich wunderschön, wenn man die Zeit hat, sie voll und ganz aufzunehmen. Ich werde daran denken, mir diese Momente auch dann noch zu nehmen, wenn ich wieder vollständig genesen bin.«

Anonyme/r Patient/in der Oxford Long Covid Clinic,
The Long Covid Self-Help Guide, S. 48

Wichtig ist also zu lernen, aufzuhören – und zwar bevor man erschöpft ist (s. Abbildung 12). Dabei sei angemerkt, dass einige Aktivitäten im Verlauf eines Tages mehr Energie benötigen als andere. Wenn es gelingt, den körpereigenen Akku regelmäßig aufzuladen, bevor er leer ist, kann man eine Post-Exertional Malaise verhindern. Dieser Zustand fesselt Long-Covid-Patienten manchmal ans Bett und macht sie komplett handlungsunfähig – ein leerer Akku legt auch das beste Handy vollständig lahm. Dabei ist Ruhe nicht gleich Pause: In einer Zeitschrift zu blättern, ist eine Pause mit niedriger Aktivität, aber keine Ruhe. Echte Ruhephasen kann man einbauen, indem man z. B. Atem- oder Entspannungsübungen durchführt, meditiert, erholsame Yogaübungen macht. Auch Sound-Apps oder eine klassische Aromatherapie sind einen Versuch wert.

Trotz allem darf man aber keine Angst vor Aktivität entwickeln, denn der Körper generiert auch aus Aktivität Energie. Dazu gehören offensichtlich Tätigkeiten wie Essen, Flüssigkeitszufuhr, Schlaf sowie Ruhephasen und alle Tätigkeiten, die Spaß machen. Freunde zu besuchen zum Beispiel! Auch sie können dazu beitragen, den Akku wieder zu füllen.

Wenn man also zu viele seiner Aktivitäten einschränkt oder aus Angst meidet, können sich Zustände der Lethargie verstärken (s. Abbildung 13). In einer Abwärtsspirale kann sich das auf das Konzentrationsvermögen, die Gedächtnisleistung und insgesamt negativ auf den Gehirnnebel, den Fatigue-Zustand und nicht zuletzt auf die Stimmung auswirken! Es gilt also, durch das 3P-Prinzip das rechte Maß zwischen Aktivität und Ruhe (echter Pause) zu finden. Dabei helfen kann die *Fimo Health-App*: Sie unterstützt Betroffenen dabei, ihren Alltag mit einem Symptom-Tagebuch, Gamification-Elementen sowie der Erfassung äußerlicher Einflüsse mithilfe von Wearables oder des Smartphones besser zu bewältigen bzw. genauere Auskünfte über Erschöpfungstrigger zu erhalten.

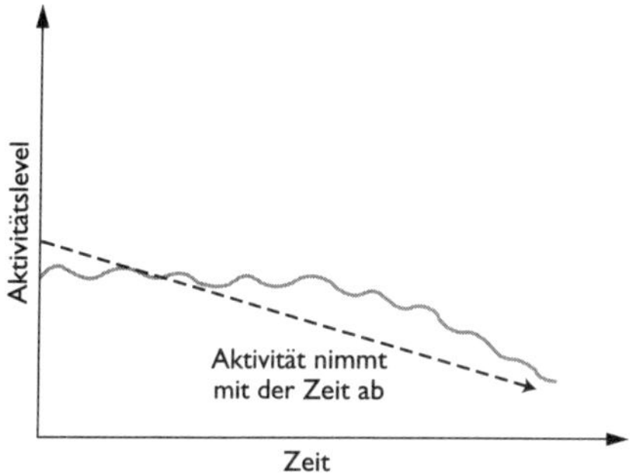

Abb. 13: Wenn man jede Aktivität meidet, fällt ebenfalls der Energietank ab. Der Akku wird auch bei ständiger Vermeidung von Aktivität kleiner.

Zusammenfassend gilt es beim Fatigue-Syndrom, die Energiebalance neu zu bestimmen, damit man Erschöpfungssymptome vermeidet: Aktivitäten genau im Vorhinein planen, Aktivitätslimits setzen, bevor man startet, Aktivitäten in kleinere Einheiten einteilen; sicherstellen, dass eine Pause eine echte, absolute Pause ist und nicht eine Phase mit lediglich geringerer Aktivität. Geistige und körperliche Aktivitäten im Wechsel mit Pausen nutzen ebenfalls den verbleibenden Tank effektiver. Ein kleiner Hoffnungsschimmer zum Schluss: Die meisten vom Fatigue-Syndrom betroffenen Long-Covid-Patienten dürfen darauf vertrauen, dass ihre Symptome sich im Laufe von Wochen (leider manchmal auch Monaten) langsam verbessern. Genaue Zahlen sind leider nicht bekannt, werden aber in aktuellen Studien gerade ermittelt.

Selbsthilfe bei Schlafstörungen

Normalerweise führen Infektionen und akute Krankheiten zu einem erhöhten Bedarf an Schlaf, bei Covid-19 ist das nicht anders. Allerdings berichten konträr zu dieser Erwartung viele Patienten, dass sie weniger schlafen, ihr Schlaf fragmentiert ist und an Qualität abgenommen hat. Die Gründe für diese massiven Schlafstörungen sind wahrscheinlich vielfältiger Natur, etwa mangelnde Sauerstoffversorgung durch verengte Gefäße oder neuroinflammatorische Prozesse im Thalamus einteilen, sicherstellen, dass im Hirnstamm – beides Hirnregionen, die den Schlafrhythmus steuern. Auch die Minderfunktion der Mitochondrien in schlafassoziierten Gehirnarealen ist ein möglicher Grund für die auftretenden Schlafstörungen. Da die Ursachen diffuser Natur sind und eine Behandlung gehirnassoziierter Pathologien sicher noch auf sich warten lassen wird, hier einige Anregungen, wie man selbst versuchen kann, seine Schlafqualität wieder zu verbessern. Bestehende organische Ursachen werden dadurch zwar nicht behoben, aber vielleicht Symptome gelindert oder die Heilung beschleunigt.

Um den Schlaf zu fördern, sind folgende Verhaltensweisen sinnvoll:

- Routinen und regelmäßige Einschlafzeiten helfen dabei, einen gestörten Schlafrhythmus wieder zu normalisieren, da der Körper sich so schon Stunden, bevor man zu Bett geht, auf das Schlafen einstellen kann. Wer einen Mittagsschlaf benötigt, sollte ihn nicht mehr nach 15 Uhr halten, um den nächtlichen Schlaf nicht zu behindern. Die Tagschlafzeit sollte auf 20–30 Minuten beschränkt bleiben, auch die haben nachweislich schon eine erholende Wirkung und stören den nächtlichen Schlafbedarf nicht. Gerade wenn man nachts schlecht geschlafen hat, ist man versucht, den fehlenden Schlaf tagsüber nachzuholen. Doch das bringt die Nacht nur weiter durcheinander und verstärkt den Verlust von natürlichen Schlafrhythmen.
- Man sollte nach Möglichkeit das Schlafzimmer nicht nur dunkel, sondern auch kühl halten. Die optimale Temperatur liegt hier laut Ergebnissen der Schlafforschung zwischen 17 °C und 20 °C.
- Meiden Sie vor dem Einschlafen und im Schlafzimmer helles Licht, denn das hält den Melatoninspiegel künstlich niedrig

(ein hoher Melatoninspiegel macht dagegen müde). Hier hilft es, eine Stunde vor dem Schlafengehen das Licht in der Umgebung zu dimmen und LED-Bildschirme (inklusive Tablet und Smartphone) zu meiden, da diese einen hohen Blauanteil im Bildschirm haben. Das bläuliche Licht aktiviert Fotorezeptoren in der Retina, die wiederum die Melatonin-Ausschüttung unterdrücken und das Einschlafen künstlich nach hinten verschieben.

- Außerdem sollte man größere Mengen Alkohol meiden (er mag müde machen, stört aber den Schlafrhythmus massiv) und auch den Koffeinkonsum schon 6–10 Stunden vor dem Schlafengehen gering halten. Denn das Koffein, das in Kaffee oder schwarzem und grünem Tee enthalten ist, hat auch noch Stunden nach dem Genuss eine wachmachende Wirkung.
- Meiden Sie, wenn irgend möglich, Schlaftabletten, denn sie stören den Schlafrhythmus. Befolgen Sie erst die obigen Regeln und greifen Sie nur in Notfällen zu Pharmaka und auch dann nur in Absprache mit ihrem Hausarzt.
- Wenn man länger als 20 Minuten nicht einschlafen kann, sollte man nicht liegen bleiben, sondern aufstehen und etwas lesen, sich ablenken (ohne Bildschirm, keine Chat-Nachrichten oder E-Mails checken, nichts essen) und sich erst dann wieder hinlegen. Wir müssen versuchen, das Bett vor allem mit Schlaf zu assoziieren und nicht mit Wachheit und Grübeln. Nicht einschlafen zu können, kann ein eigener Stressfaktor werden.
- Es hat sich gezeigt, dass gezielte Meditationsübungen eine schlaffördernde Wirkung haben – aber das muss geübt werden.
- Ein heißes Bad zu nehmen, direkt bevor man schlafen geht, wirkt entspannend und senkt den Stresshormonpegel. Dadurch, dass die Blutgefäße weit gestellt werden, sinkt der Blutdruck – eine zusätzliche Einschlafhilfe. Und es gilt: Nach dem Bad ruhen, keine digitalen Medien mehr nutzen!

- Tagsüber Sport zu treiben, fördert den Schlaf; zwei bis drei Stunden vor dem Zubettgehen sollten Sie allerdings keinen Sport mehr ausüben, da das dabei ausgeschüttete Adrenalin eine wachmachende Wirkung hat. Gerade nach einer Covid-19-Infektion und mit Long-Covid fühlt man sich häufig nicht in der Lage, Sport zu machen, und es ist auch richtig, hier vorsichtig zu sein. Aber da Bewegung eine schlaffördernde Wirkung hat, sollte man versuchen, sportliche Aktivitäten in Absprache mit dem Hausarzt langsam wieder aufzunehmen oder zumindest durch Spaziergänge oder Radtouren zu ersetzen.
- Zwei Stunden vor dem Schlafengehen sollte man nichts mehr essen, damit die in der Nahrung enthaltene Energie nicht zur falschen Zeit eine wachmachende Wirkung entfaltet.
- Morgens und tagsüber sollten Sie versuchen, so viel Zeit wie möglich draußen zu verbringen. Selbst ein bedeckter Himmel hilft, unseren 24-stündigen circadianen Rhythmus beizubehalten, sodass der Körper abends auch eine Chance hat, sich schon weit vor dem Schlafengehen vorzubereiten. Gleiches gilt für das Aufwachen: Will man nicht zu früh durch Stresshormone (die auch als natürliche Wachmacher dienen) aufgeweckt werden, muss man tagsüber seine Rhythmik mithilfe der Sonne neu justieren. Wir schlafen nachts besser, wenn wir dank der Sonne tagsüber einmal richtig wach waren und die Schlafhormone zum Abend hin wieder ansteigen können.
- Schreiben Sie in Vorbereitung eines Arztbesuches oder für eine Überweisung in eine Klinik für Schlafstörungen auf, wann Sie zu Bett gehen und wann Sie morgens aufstehen, auch wie oft Sie nachts aufwachen und welche Qualität sie dem nächtlichen Schlaf zusprechen. Einige Smartwatches zeichnen anhand der Pulsfrequenz und der körperlichen Aktivität die Schlafphasen auf. Das kann sehr hilfreich sein, um die Schlafqualität einzuschätzen.

Atemstörungen mildern

Einige Long-Covid-Patienten weisen noch Wochen und Monate nach einer Covid-19-Infektion niedrigere Werte bei der Sauerstoffsättigung und insgesamt eine verminderte Versorgung der Organe mit Sauerstoff auf. Anfänglich hat man vermutet, dass dies auf Narbengewebe in der Lunge, Thromben in den Blutkapillaren und eine insgesamt geringere Leistung der Lunge zurückzuführen sei. All das trifft auch zu, gerade nach schweren Verläufen von Covid-19, aber neue Untersuchungen zeigen auch, dass viele Patienten sich eine flachere Art der Atmung angewöhnt haben und ihre Atemtechnik sich verschlechtert hat. Das kann mit Schmerzen bei der Atmung zusammenhängen. Es hat zur Folge, dass weniger Sauerstoff aufgenommen wird. So verringert sich das Atemvolumen, und die CO_2-Menge, die abgeatmet wird, verändert sich. Das hat pH-Wert-Verschiebungen im Blut zum Basischen hin zur Folge, sodass viele Stoffwechselprozesse nicht mehr optimal ablaufen und die Niere verstärkt arbeiten muss.

Es kann also entscheidend sein, das richtige Atmen wieder zu lernen. Damit verbessert sich nebenbei der Stressabbau, es hilft bei schwerer Schlaflosigkeit, verbessert die Gefühlskontrolle und ist eine gute Aufmerksamkeitsübung. Vor allem aber können bestimmte Atemtechniken eine bestehende Kurzatmigkeit beheben.

Hier sind einige häufig verwendete Atemtechniken genannt, weitere finden sich in Dr. Jördis Frommholds Buch *LongCovid* und in *The Long Covid Self-Help Guide* von Ärzten der Oxford Post-Covid Clinic (genaue Literaturangaben finden sich am Ende des Kapitels). Dies Übungen können oft in fünf bis zehn Minuten absolviert werden und sind enorm effektiv. Bei täglicher Anwendung zeigt sich, dass die Atemtiefe erhöht wird und sich die Atemtechnik insgesamt verbessert.

Hier Vorschläge für einfache Übungen:

Die Körperhaltung ist wichtig für die Atemtechnik, also gilt: Halten Sie sich gerade, aber nicht steif, die Schultern zurück, im Sitzen oder Stehen. Diese Körperhaltung erleichtert das freie

Spiel der Atemmuskulatur (Zwerchfell und zwischen den Rippen). Eine gute Körperhaltung ermöglicht es Ihrem Körper, von selbst richtig zu atmen.

Hilfreich ist es, die Atembewegungen konzentriert mit dem inneren Auge zu beobachten. Dabei sollte man auf jede Ein- und Ausatmung achten und sich darauf konzentrieren, was man dabei spürt. Wenn also die Luft durch Ihre Nase und den Rachen strömt, sollten Sie auf die Bewegungen des Brustkorbes und des Bauchraumes achtgeben. Nach jeder Ablenkung sollte man versuchen, die Konzentration auf die innere Atmung zurückzuführen (so wird daraus gleich eine Meditationsübung, die das Konzentrationsvermögen trainiert).

Ganz wichtig für Long-Covid-Patienten mit Kurzatmigkeit ist, die Bauchatmung wieder zu erlernen. Man sollte so oft wie möglich in den Bauch atmen, also beim Einatmen zunächst den Bauch aufblähen, als ob man ihn mit Luft füllen möchte. Dann den Brustkorb aufblähen. Beim Ausatmen entleert man als Erstes den Bauch, dann erst die Luft im Brustkorb. Diese Art der Atmung lässt sich im Liegen, mit einer Hand auf dem Bauch, leichter beobachten und kontrolliert durchführen.

Eine andere häufig vorgeschlagene Übung ist das rhythmische Atmen: Am Ende jeder Einatmung kurz innehalten, dann mit der inneren Stimme bis drei zählen und die Luft anhalten, bevor man wieder ausatmet! Dieses leise Zählen, während Sie nicht atmen, sollte auch nach dem Ausatmen oder zwischen jedem Ein- und Ausatmen durchgeführt werden. Diese Übung wird häufig bei Angstpatienten zur Beruhigung von Angstattacken empfohlen, da sie eine wohltuende Verlangsamung der Atemfrequenz bewirkt. Sie hilft aber auch Long-Covid-Patienten, sich auf die eigene Atmung zu konzentrieren.

Eine letzte Übung, die die Rhythmik der Atmung trainiert, ist das abwechselnde Ein- und Ausatmen durch die Nasenlöcher. Dabei atmet man langsam durch ein Nasenloch ein und aus (das andere hält man zu); das Gleiche mit dem anderen Nasenloch wiederholen; dann bei jedem Atemzug wechseln. Forschungsergebnisse zeigen, dass es für den Beruhigungseffekt neben der Verlangsamung des Atemrhythmus vor allem darauf ankommt, durch die Nase zu atmen – das wirkt Stress mehr entgegen als das Atmen durch den Mund.

Physische Aktivität wieder aufnehmen

Nach einer längeren Krankheit wieder mit dem Sport zu beginnen, ist immer schwierig. Das gilt erst recht für Long-Covid-Patienten mit eingeschränkter Sauerstoffversorgung und einer womöglich monatelangen Einschränkung im Hinblick auf sportliche Aktivitäten.

Wilhelm Bloch von der Deutschen Sporthochschule in Köln forscht zu Long-Covid bei Sportlern. Im Hinblick auf mögliche entzündliche Prozesse am Herzmuskel rät er auch bei milden Verläufen von Covid-19 erst mal zu drei Tagen Pause und im Anschluss zu einem langsamen, vorsichtigen Aufbau über sieben weitere Tage. Leidet man am Fatigue-Syndrom, ist Sport auf keinen Fall angesagt, er kann dann sogar kontraproduktiv sein! Hat man andere Symptome wie Kurzatmigkeit, Gehirnnebel, Konzentrations- und Gedächtnisprobleme, kann man versuchen, unter Herabsetzung der Leistungsziele langsam wieder einzusteigen, mit klaren Zielvorgaben, die ein Wiedereinstiegsniveau anstreben und nicht den alten Leistungsstand vor Augen haben. Also Einstieg mit Augenmaß unter realistischer Anpassung der Ziele! Gerade bei Kurzatmigkeit ist es wichtig, davor einen medizinischen Check-up zu absolvieren, bei dem vor allem die Lungenfunktionen überprüft werden. Wer bei Lungenproblemen trotzdem weiter trainiert, kann die Schädigung verstärken. Es kann hilfreich sein, über einen längeren Zeitraum auch selbst mithilfe von Sportuhren oder Smartwatches seine Ruhe-Herzschlagfrequenz zu messen und bei leichten Anstrengungen die Atmung zu beobachten.

Zu Beginn des Wiedereinstiegs sollte man keine langen Ausdauereinheiten absolvieren, sondern eine moderate Intervallbelastung vorsehen mit kleinen Einheiten und dezidierten Pausen. Zusätzlich bietet sich ein moderates Krafttraining an, vor allem angereichert mit Stabilisationsübungen.

»Ich habe festgestellt, dass sich mein Fitness- und Kraftniveau allmählich und kontinuierlich verbessert. Die Disziplin der Achtsamkeits- und Yogaübungen hat mir ein viel besseres aktives Bewusstsein und eine bessere Wahrnehmung des Anstrengungsniveaus gegeben, mit dem ich arbeite, anstatt mich auf meine eher unregelmäßige Herzfrequenz auf einem Aktivitätsmessgerät zu verlassen. Zuvor hatten mich meine Bemühungen, mein Tempo anhand der Herzfrequenz als Indikator für die Anstrengung zu bestimmen, nicht weitergebracht. Dadurch, dass ich mich nicht mehr darauf konzentriere, konnte ich meine Fitness auf einem nachhaltigen Niveau halten, das sich mit der Zeit immer weiter verbessert. Diese Steigerung hat mir auch geholfen, weiterhin große Dankbarkeit für das Niveau an Gesundheit und Fitness zu empfinden, das ich derzeit habe, und ich bin zuversichtlicher, dass ich diese langsame und anhaltende Verbesserung fortsetzen kann, um die Aktivitäten auszuüben, die mir Spaß machen.«

Anonyme/r Patient/in der Oxford Long Covid Clinic,
The Long Covid Self-Help Guide, S. 126

Hier einige Ratschläge, wie sie die Long Covid Clinic in Oxford gibt: Ein guter Gradmesser ist, eine Tabelle von 0 bis 10 anzulegen, in der man festhält, als wie anstrengend man eine Tätigkeit empfunden hat. Am besten trägt man einmal am Tag die Werte ein. Es geht dabei nicht um Sport, sondern um Routinetätigkeiten! Das Ausmaß der wahrgenommenen Anstrengung *(rate of perceived exertion, RPE)* ist eine einfache Methode, um herauszufinden, wie stark man sich anstrengen muss, um eine physische Aktivität zu absolvieren. Hierbei geht es nicht nur im engeren Sinne um

Sport, sondern auch um Haus- und Gartenarbeit, Wege zur Arbeit oder Spaziergänge. Null auf der Skala bedeutet, dass man sich überhaupt nicht anstrengen musste, und zehn ist der Wert für die maximale Anstrengung, die man in der Lage war zu leisten. Diese Skala kann helfen, einen Überblick zu gewinnen, wie der Verlauf der Genesung ist und wie sich Belastungsgrenzen verschieben lassen.

Zusätzlich zur Verwendung der oben beschriebenen Skala für die wahrgenommene Anstrengung ist es vielleicht hilfreich, die folgenden Tipps und Hinweise zu beachten:

- Wichtig ist zunächst, dass man sich Zeit nimmt und geduldig bleibt. Wer erwartet, dass er gleich wieder bei 100 % ist, wird frustriert und enttäuscht. Man sollte es vermeiden, sich mit dem Vor-Long-Covid-Zustand zu vergleichen. Besser ist, den Zustand von letzter Woche als Vergleich heranzuziehen.
- Es zählt nur Ihr eigenes, individuelles Leistungsvermögen. Meiden sie jeden Vergleich mit der Genesungskurve von anderen Long-Covid-Betroffenen – jeder hat seinen eigenen Weg. Das bedeutet, dass das Ausmaß, die Intensität und der Verlauf individuell auf einen selbst abgestimmt sein sollten.
- Hören Sie auf Ihren Körper. Covid kann mehrere Organe in Ihrem Körper beeinträchtigen, und die Genesung kann kompliziert sein. Bei Sportlern, die sich von bestimmten Verletzungen erholen, kann man empfehlen, die Trainingsbelastung jede Woche um einen bestimmten Prozentsatz zu erhöhen. Diese allgemeinen Regeln gelten jedoch nicht für Personen, die von Long-Covid betroffen sind. Für Ihren Genesungsfortschritt können die Steigerungen angepasst werden, indem Sie viel kleinere Prozentsätze festlegen oder mehrere Wochen lang auf demselben Niveau bleiben. Man kann die RPE-Skala verwenden, um zu sehen, wie es einem gelingt, bei einer bestimmten Intensität zu bleiben, bis diese Aktivität niedriger (also als leichter) eingestuft wird. Dies könnte der

richtige Zeitpunkt sein, um die Leistung in Bezug auf die Dauer oder die Intensität der Übung zu steigern. Am besten ist es, nicht beides gleichzeitig zu ändern, da es dann schwieriger wird, die Fortschritte zu bewerten oder die Ursachen für eventuelle Rückschläge zu ermitteln. Empfehlenswert ist es, die Dauer einer Aktivität über einen Zeitraum von zwei Wochen mit demselben RPE zu halten, um ein tragfähiges Niveau zu erreichen, bevor man die Intensität der Übung erhöht. Erst mal muss man eine neue Grundlage für aerobe Ausdauer schaffen, indem man konsequent aerobe Übungen mit einem RPE-Wert von 4 bis 8 durchführt, dann erst sollte man eine höhere Trainingsintensität in Betracht ziehen.

- Wichtig ist, offen für Anpassungen zu sein und die Intensität, Dauer oder Art der Übungen zu variieren, um längere Ruhe- und Erholungsphasen einzuplanen, wenn man das Gefühl hat, sich zu sehr verausgabt zu haben. Überlegen sollte man dabei, wie man mit verschiedenen Arten von aeroben Übungen trainieren könnte, indem zwischen Aktivitäten wie Joggen, Radfahren, Nordic Walking oder auf dem Crosstrainer gewechselt wird.
- Erholung ist wichtig. Nach einem Tag, an dem man mehr als gewöhnlich körperlich aktiv war, kann die Erholung länger dauern, als man es gewohnt war. Entsprechend ist Schlaf ein wichtiger Bestandteil der Erholung und kann die Grundlage für den Aufbau weiterer körperlicher Aktivität bilden. Bei der Regeneration sollte man zudem auf eine gesunde, ausgewogene Ernährung und ausreichende Flüssigkeitszufuhr achten.
- Wenn Sie Mitglied eines Sportvereins sind, empfiehlt es sich, dass sich Trainer und Betreuer mit Long-Covid vertraut machen und sich darüber informieren, wie sich die Krankheit mit Ihren derzeitigen Einschränkungen auf Ihre Ziele auswirken kann. Auf diese Weise können Pläne für den Fortschritt überprüft und eventuell neu angepasst werden, basie-

rend auf realistischen Erwartungen und Fähigkeiten. Dabei sollte man sein Sportnetzwerk mit einbeziehen – das können Freunde, Familie oder Kollegen sein.

- Seien Sie gnädig mit sich selbst! Das bedeutet zu akzeptieren, dass es normal ist, sich mit Long-Covid schneller müde zu fühlen, vielleicht sogar schwach und unmotivierter, ängstlicher oder deprimierter. Es ist erwartbar, dass es gute und schlechte Tage geben wird. Auch die schwächeren Tage sind Teil des Prozesses zur Wiedererlangung der Fitness.

Online findet sich auf folgender Long-Covid-Infoplattform ein anschaulicher Plan, wie man bewusst und gezielt wieder sportliche Aktivitäten aufnehmen kann: https://www.altea-network.com/

Wiedereingliederung am Arbeitsplatz

Die Frage nach der Wiedereingliederung und einer möglichen Unterstützung am Arbeitsplatz hängt von der Art der Symptome ab und natürlich auch vom Beruf selbst. Gerade bei Atemnot oder Konzentrations- und Gedächtnisstörungen kann es sinnvoll sein, die Arbeitszeiten und die Häufigkeit und Länge von Pausen anzupassen. Auch könnte – in Absprache mit den Vorgesetzten bzw. dem Arbeitgeber – der Arbeitsplatz umgestaltet oder der Aufgabenbereich dem Gesundheitszustand angepasst werden. Man sollte, gerade bei Symptomen, die lange angehalten haben, eine stufenweise Wiedereingliederung erwägen. Im Internet findet man mittlerweile eine Reihe von Long-Covid-Anlaufstellen (s. Literatur am Ende des Kapitels).

Einstellen sollte man sich darauf, dass Eingliederungsphasen nach längerer Krankheit meist nicht dem ersten Entwurf des Zeitplans entsprechen. Da bildet Long-Covid keine Ausnahme – im Gegenteil, je nachdem wie gut man die Anfangsbelastung justiert, wird es auch immer wieder Rückschläge geben und Anpassungen des Zeitplanes und neuer Anläufe bedürfen. Dies ist für alle Beteiligten unangenehm und frustrierend, aber es hilft, sich von Anfang an dieser Tatsache bewusst zu sein. Das gilt sowohl für Vorgesetzte als auch Personalabteilungen und natürlich für die Arbeitnehmer selbst. Long-Covid ist eine in vielerlei Hinsicht neue Erkrankung, und wir alle müssen lernen, mit dieser Krankheit auch im Kontext der betrieblichen Rahmenbedingungen umzugehen (s. Abbildung 14).

Wer bei der Eingliederung oder möglicherweise auch für die Diskussion mit dem Vorgesetzten Unterstützung benötigt, sollte in jedem Fall versuchen, sich vom betriebsärztlichen Dienst, von einer Hausarztpraxis oder gegebenenfalls einer Reha-Einrichtung beraten zu lassen. Es ist auch möglich, sich bei der unabhängigen Teilhabeberatung (EUTB®) zu informieren. Sie bietet ebenfalls ein umfangreiches Hilfs- und Unterstützungsangebot zu Fragen der Rehabilitation bei Long-Covid-Patienten an (https://www.teilhabeberatung.de/).

Entscheidend bei der Rückkehr an den Arbeitsplatz ist das Verhalten der Vorgesetzten bzw. des Arbeitgebers. Gerade die direkten Vorgesetzten sollten sich über Long-Covid informieren, denn sie haben es hier mit einer ungewöhnlichen Erkrankung zu tun, die in Schüben und auch mit wechselnden Symptomen auftreten kann. Vorgesetzte sind oft die ersten Ansprechpartner für Arbeitnehmer und sollten diesen vermitteln, dass sie auch dann für den Betrieb und die Abteilung/Arbeitseinheit etwas wert sind, wenn sie noch Einarbeitungszeit auf Sparflamme benötigen.

Studenten, die von Long-Covid betroffen sind, können sich übrigens an ihr Studentenwerk wenden, vor allem in Fragen der Prüfungsfähigkeit und Studiendauer-Verzögerung (https://www.studentenwerke.de). Wie für Schüler und Schülerinnen gibt es aber keine generelle Regelung für diese jungen Menschen.

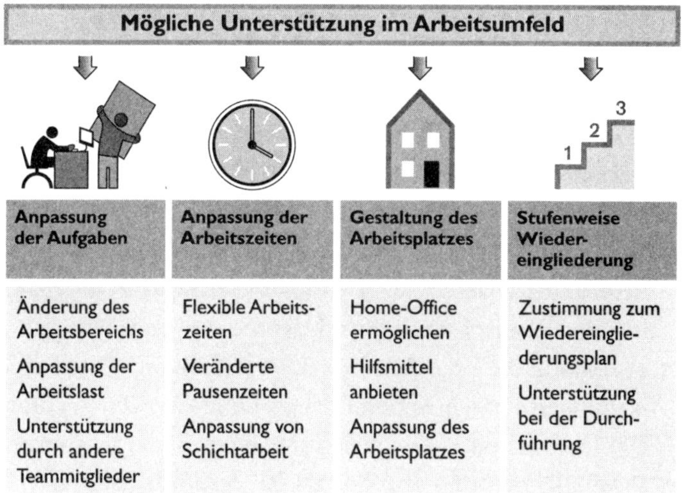

Abb. 14: Maßnahmen, die die Eingliederung an den Arbeitsplatz erleichtern bzw. oft erst ermöglichen (Quelle: Covid-19-Infektionen und Long-Covid – Leitfaden der Europäischen Agentur für Sicherheit und Gesundheitsschutz am Arbeitsplatz, Stand 07/2021)

Zum Weiterlesen und -informieren für Patienten, Angehörige und andere Interessierte

Allgemeine Informationen und praktische Hilfe zu Long-Covid:

Verständlich aufbereitete Informationen über die **Ursachen** von Long-Covid: www.quarks.de/gesundheit/medizin/langzeitschaeden-von-covid-19-was-wir-wissen-und-was-nicht/

Von einer **Selbsthilfegruppe** zusammengestellte Informationen und Fallbeschreibungen: longcoviddeutschland.org

Ärztliche Leitlinien zum Long-/Post-COVID-Syndrom für Patienten, Angehörige, nahestehende und pflegende Personen, die auch Hinweise über den Umgang mit Symptomen und das Krankheitsmanagement selbst geben, finden sich auf dieser Webseite in verschiedenen Dokumenten: www.awmf.org

Sehr gute Auflistung von **Anlaufstellen** für Long-Covid-Patienten, nach Bundesländern geordnet: www.chbeck.de/buecher/long-covid-post-und-long-covid-ambulanzen

Definition und Informationen der **WHO:** www.who.int/news/item/02-03-2022-covid-19-pandemic-triggers-25-increase-in-prevalence-of-anxiety-and-depression-worldwide

Der amerikanische Präsident Joe Biden hat am 01.08.2022 einen National Research Action Plan on Long COVID verkündet. Der Entwurf sieht die Einrichtung eines Büros für Long-COVID-Forschung und -Praxis im Gesundheitsministerium vor. Die neue Forschungseinrichtung wird Diagnosen und Behandlungen untersuchen: www.covid.gov/assets/files/National-Research-Action-Plan-on-Long-COVID-08012022.pdf

RKI, *Long COVID.* www.rki.de/SharedDocs/FAQ/NCOV2019/FAQ_Liste_Gesundheitliche_Langzeitfolgen.html (Stand: 19.07.2022)

S1-Leitlinie zu Long/Post-COVID und weitere Patienteninformationen, Stand: 17.08.2022 (in Überarbeitung), gültig bis 31.08.2023 (federführende Fachgesellschaft: Deutsche Gesellschaft für Pneumologie und Beatmungsmedizin e.V. (DGP).): www.awmf.org/leitlinien/detail/ll/020-027.html

Weitere Informationen zu Long-Covid sind auf dieser sehr guten Webseite der **DGFI** (Deutsche Gesellschaft für Immunologie) gesammelt: das-immunsystem.de/corona/long-covid/

Spektrum Kompakt, *Long Covid – Das Leiden nach Corona*, Spektrum Wissenschaftlicher Verlag 40/2021.

The Long Covid Self-Help Guide, Practical ways to manage symptoms. Green Tree 2022 (Autoren der Post-Covid Clinic, Oxford). Erscheint im November 2022 auch auf Deutsch.

Ellert, Dr. Claudia, *Long Covid – Wege zu neuer Stärke: Symptome, Behandlungswege, Hilfe zur Selbsthilfe,* ZS-Verlag 2022.

Frommhold, Dr. med. Jördis, *LongCovid: Die neue Volkskrankheit,* Beck 2022.

Nölke, Mark, *Long Covid Training: Mit Neuroathletik schneller* regenerieren, Herbig 2021.

Winkler, Nils, und Gitta Meier, *Das Monster danach: Die neue, alte Volkskrankheit ME/CFS. Was sie mit uns macht, warum sie so viele Covid-Genesene trifft, und was wir tun können,* Nova MD, 2022.

Long-Covid in der Arbeitswelt:

Einen **Leitfaden für Angestellte** hat die Europäische Agentur für Sicherheit und Gesundheitsschutz am Arbeitsplatz zusammengestellt. Er ist für Angestellte wie für Arbeitgeber interessant:

Macdonald, Ewan, et al., *COVID-19-Infektion und Long Covid – Leitfaden für Beschäftigte.* Europäische Agentur für Sicherheit und Gesundheitsschutz am Arbeitsplatz 2021. osha.europa.eu/de/publications/covid-19-infection-and-long-covid-guide-workers

Ein **Online-Portal** der Bundeszentrale für gesundheitliche Aufklärung befasst sich mit Long-Covid und liefert ausführliche Informationen, auch zu Themen wie »Long-Covid als Berufskrankheit«, und nützliche Hinweise, um den Wiedereinstieg in den Beruf so reibungslos wie möglich zu gestalten: www.longcovid-info.de/

Techniker-Krankenkasse (Hrsg.), *TK-Gesundheitsreport 2022 – Zwei Jahre Corona-Pandemie: Wie geht es Deutschlands Beschäftigten? Teil 2.* (Sonderauswertung zu Long-COVID).

Long-Covid und PIMS bei Kindern:

Studie zu Long-Covid bei Kindern: www.gesundheitsforschung-bmbf.de/de/longcocid-long-covid-19-bei-kindern-14424.php

Infos zu einer Studie über Long-Covid bei Kindern in Bayern: www.we-care.de/cokiba

Tenenbaum, T., et al., *Stellungnahme der DGPI, API, DGKJ, DGPK, GPOH, GKJR, GPP und STAKOB zur Klinik, Diagnostik und Therapie von Kindern mit COVID-19* – Update Februar 2022: dgpi.de/klinik-diagnostik-therapie-kinder-mit-covid-feb-2022

Vilser, Daniel, *Long Covid / Post-COVID-19-Syndrom bei Kindern und Jugendlichen*, Pädiatrie, 3 (2022).

Über unser Immunsystem und Autoimmunerkrankungen:

Blum, Dr. Susan, und Michele Bender, *Autoimmunerkrankungen erfolgreich behandeln: Das 4-Schritte-Programm für ein gesundes Immunsystem*, VAK, 2019.

Broadfoot, Marla, *Wider die Selbstzerstörung*, Spektrum der Wissenschaft, 03/2022.

Dettmer, Philipp, *Immun: Alles über das faszinierende System, das uns am Leben* hält, Ullstein 2021.

DiNicolantonio, James, und Siim Land, *Der Immun Guide: Warum das Immunsystem Ursache vieler Krankheiten ist. Wie man es heilt. Entzündungen, Autoimmun- und chronische Krankheiten bekämpfen, Krebs* vorbeugen, millemari, 2021.

Richtel, Matt, *Starke Abwehr – Unser Immunsystem: Ein medizinisches Wunder und seine* Grenzen, HarperCollins 2021.

Streeck, Hendrik, *Unser Immunsystem: Wie es Bakterien, Viren & Co. abwehrt und wie wir es* stärken, Piper 2021.

Wenner Moyer, Melinda, *Risikofaktor: Weiblich.* Spektrum der Wissenschaft, 02/2022.

Zum Schluss: Aus der Pandemie lernen

Globalisierung, Umwelt- und Klimaveränderungen werden die Häufigkeit neuer Virusstämme mit Pandemiepotenzial erhöhen. In meinen Augen brauchen wir Strategien, um nicht nur Virusinfektionen akut bekämpfen zu können, sondern auch, um insbesondere unser hochgradig sensibles Gehirn mit seiner sehr begrenzten Regenerationsfähigkeit auf Dauer zu schützen. Deshalb gehören in präventive Betrachtungen nicht nur die akute Infektionsphase, sondern auch nachfolgende Erkrankungen wie Long-Covid. Frühere Pandemien hatten uns bereits wichtige Lektionen erteilt, was bei künftigen Pandemien zu beachten ist, und auch unsere Pandemievorbereitungen bedürfen sicher einer Überarbeitung.

Eine Lehre aus der Corona-Pandemie ist, die Warnungen der WHO ernst zu nehmen. Dass ein solcher Fall, der als Infektionskrankheit »X« von der WHO prinzipiell erwartet wurde, nicht dazu geführt hat, dass die Staatengemeinschaft (bis auf wenige Länder) vorbereitet war auf eine Pandemie, ist unverständlich. Genauso wenig war und ist man immer noch nicht vorbereitet auf die enormen Auswirkungen, die Long-Covid auf das Leben vieler, oft auch junger Menschen hat und noch haben wird. Wie stark es unsere Sozialsysteme, die Gesellschaft, die Wirtschaft und insbesondere unser Gesundheitssystem langfristig belasten könnte, scheint politisch momentan eine untergeordnete Rolle zu spielen. Dabei, das sei hier wiederholt, sind die Zahlen, wo sie denn erhoben werden, erdrückend: Am 1. Juni 2022 gab das britische Amt für nationale Statistiken bekannt, dass an diesem Stichtag 1,4 Millionen Menschen im Großbritannien über anhaltende Symptome drei Monate nach einer akuten Infektion klagten. Über 380 000 Menschen hatten die Symptome seit mindestens zwei Jahren.

Doch was könnte man überhaupt künftig tun, um das Risiko von Pandemien so gering wie möglich zu halten und die Maßnahmen so effektiv wie nötig zu gestalten?

Bill Gates, Gründer von Microsoft und Philanthrop, hat in seinem Buch *Wie wir die nächste Pandemie verhindern* wesentliche Erkenntnisse der Forschung und der WHO zusammengefasst. Eine der wichtigsten ist, dass auch reiche OECD-Länder (wie Deutschland) Maßnahmen falsch, gar nicht oder zu spät ergriffen haben. Ganz anders ist das zum Beispiel in Vietnam, das Ausbrüche neuer Pandemien durchspielte und dadurch sein Gesundheitssystem darauf vorbereitete. Diese Simulationen gingen lange vor Ausbruch der Corona-Pandemie bereits so weit, dass Schauspieler in (echten) Notaufnahmen in allen Regionen des Landes Patienten mit Infektionskrankheiten mimten. Damit sollte getestet werden, ob Atemwegssyndrome wie MERS und SARS richtig erkannt und diagnostiziert werden konnten. Was die Übung offenbarte, waren Lücken im Informationsaustausch über potenzielle Ausbrüche, die die vietnamesischen Behörden noch vor Beginn der Corona-Pandemie beheben konnten.

Vielleicht würde es helfen, sich in der Kommunikation und politischen Umsetzung der Pandemie-Präventionspläne stärker an einem Bild zu orientieren: Wie gehen wir mit Brandgefahren um? Obwohl wir nicht wissen, ob und wann ein Feuer ausbricht, haben wir Feuerwehren und Wasseranschlüsse flächendeckend im ganzen Land positioniert. Brandschutzverordnungen regeln jede bauliche Maßnahme bis ins Detail. Alles in allem sind wir sehr gut vorbereitet, sollte ein Brand ausbrechen. Von der Finanzierung der Feuerwehren (mit geschätzten Kosten von 10 Milliarden Euro in Deutschland und 50 Milliarden US-Dollar pro Jahr in den USA) bis hin zur Verabschiedung von Gesetzen, die die Möglichkeiten der Menschen einschränken (keine Strohdächer,

Durchfahrtwege für Feuerwehr freihalten …) wird staatliches Handeln erwartet. Das ist ein treffender Vergleich, wenn man bedenkt, dass die Pandemie immer noch »brandaktuell« ist. Doch wirksame gesetzliche Maßnahmen, wie die Verpflichtung zum Tragen eines Mund-Nase-Schutzes in öffentlichen Innenräumen, werden immer wieder diskutiert und zurückgenommen.

Aber wir brauchen noch mehr: Forschungsstrukturen müssen geschaffen werden, die eine schnellere Entwicklung von Impfstoffen und Therapeutika ermöglichen. Weltweit verteilte Produktionskapazitäten müssten aufgebaut werden – Ansätze davon sind in Deutschland bereits zu erkennen. Verstärkt werden müsste bei uns noch die proaktive Überwachung des Abwassers, sodass Immunologen und Epidemiologen Virusausbrüche frühzeitig erkennen können (Stichwort Monitoring). Auch eine bessere Erfassung von Infektions- und Todesraten muss weltweit geregelt werden. Die Todesfälle durch Covid-19 wurden in Ländern wie Indien zum Beispiel massiv unterschätzt, wie in einer *Lancet*-Studie von 2022 dokumentiert werden konnte.

Es zeigt sich leider auch, dass die größten Hindernisse für das Aufhalten der nächsten Pandemie nicht in erster Linie technischer oder medizinischer Natur sind. Vieles wäre heute machbar, evidenzbasiert und kosteneffizient (und dennoch geschieht wenig). Zu den konkreten Vorschlägen von Gates und der WHO gehören der Aufbau eines globalen Teams von Epidemiologen, das Gates GERM (**G**lobal **E**pidemic **R**ecognition and **M**anagement) nennt. Dieses Team würde von der WHO verwaltet werden, mit Kosten von etwa 1 Milliarde Dollar pro Jahr, und damit weltweit deutlich günstiger sein als das, was uns Brandschutzmaßnahmen kosten.

Doch hat, wie Sozialwissenschaftler und Politologen im Bereich der internationalen Beziehungen gezeigt haben, die WHO nicht die politische Macht, Staaten dazu zu bewegen, gegen ihre kurzfristigen Interessen zu handeln (z. B. durch Verhängung von Reiseverboten). Politische Analysten schlagen vor, dass Änderungen in der Global Governance – wie die Stärkung der Befugnisse der WHO zur Freigabe von Notfallmitteln oder verbindliche Vorgaben für Maßnahmen – genauso wichtig sind wie technologische Veränderungen.

Dieses Buch endet also mit einem Appell, nicht nur Infektionskrankheiten und ihren langen Atem, der uns gerade mit Long-Covid ins Gesicht bläst, ernst zu nehmen, sondern auch jetzt schon Strukturen zu schaffen, die eine bessere Vorbereitung auf eine mögliche nächste Pandemie gewährleisten. Es mangelt nicht an natur- und sozialwissenschaftlichen Ideen, sondern an politischer Weitsicht. Eine solche könnte im Übrigen durch ihre globale Dimension auch den Umgang mit der aktuell weiter voranschreitenden Klimakrise befruchten.

Glossar

ACE2 (angiotensin-converting enzyme 2): der Rezeptor, an den SARS-CoV-2 bindet und der im menschlichen Körper eine wichtige Funktion bei der Blutdruckregulation hat.

Adaptives Immunsystem: »erworbene Immunität«. Anders als beim angeborenen wird beim adaptiven Immunsystem die Immunität durch den Kontakt mit Krankheitserregern spezifisch aktiviert und nutzt ein immunologisches Gedächtnis, um Pathogene wiederzuerkennen und die Immunantwort einzuleiten. Die adaptive Immunantwort reagiert viel langsamer auf Bedrohungen und Infektionen als die angeborene.

Angeborene Immunität: Im Unterschied zur adaptiven Antwort sind hier die Komponenten bereits im Genom dafür festgelegt, welche typischen Pathogenmuster erkannt und angegriffen werden sollen. Verschiedene Zelltypen und Zytokine stehen dann schnell und unmittelbar zur Verfügung.

Antigene (engl. *antibody-generating* ›Antikörper-erzeugend‹): haben eine molekulare Struktur, an die sich Antikörper im Rahmen einer erworbenen Immunantwort anheften. Nach der Bindung von Antikörpern an ihr jeweiliges Antigen wird die erworbene Immunantwort aktiviert, um ein Pathogen zu eliminieren.

Antikörper: auch Immunglobuline (Ig) genannt. Proteine (Eiweiße), die in verschiedene Typen unterteilt werden (IgG, IgM usw.). Sie werden vom Immunsystem eingesetzt, um Bakterien und Viren zu markieren, damit diese eliminiert werden können. Produziert werden Antikörper von

B-Lymphozyten. Sie erkennen die für sie hochspezifischen Antigene.

Autoantikörper: Antikörper, die ein körpereigenes Antigen erkennen. Sie können Autoimmunerkrankungen auslösen.

B-Zellen: gehören zu den weißen Blutkörperchen und machen zusammen mit den T-Zellen das adaptive Immunsystem aus. Sie produzieren Antikörper, die spezifisch bestimmte Oberflächen-Proteine von Pathogenen erkennen.

Biomarker: spezifische Merkmale, die eine bestimmte Krankheit charakterisieren. Als Biomarker werden Biomoleküle, z. B. bestimmte Eiweiße, oder bestimmte Zelltypen bezeichnet, deren Anwesenheit oder auffällige Häufigkeit etwa im Blut auf eine Krankheit hinweisen oder helfen, diese zu identifizieren.

Blut-Hirn-Schranke (engl. *Blood-brain barrier*, BBB): hochselektive Barriere zwischen den Blutkapillaren und dem Gehirn. Sie verhindert den unkontrollierten Übertritt von Zellen im Blut oder im Blut gelösten Substanzen.

»Brainfog« (Gehirnnebel): beschreibt das Gefühl der Benommenheit im Kopf, als ob zu viel Alkohol getrunken worden wäre, und den Eindruck, sich nicht mehr klar konzentrieren zu können. Alles um die Betroffenen wirkt irgendwie verlangsamt. Manche beschreiben es auch als ein Gefühl, als hätte man Watte oder ein starkes Druckgefühl im Kopf. Die Ursache ist nicht eindeutig nachgewiesen. Denkbar sind u. a. Mangel an Nährstoffen, Vitaminen, Flüssigkeit und/oder Schlaf. Auch Herzrhythmusstörungen oder Entzündungen können zu »Brainfog« führen. Wichtig ist die Abgrenzung zum Delir und zur Demenz.

CFS (Chronisches Fatigue-Syndrom): komplexes chronisches Krankheitsbild mit Fatigue, das anhand bestimmter klinischer Kriterien und im Ausschlussverfahren diagnostiziert wird. Eine alternative Bezeichnung lautet Myalgische Enzephalomyelitis, kurz ME. Der ICD10-Code lautet G93.3.

Delirium, Delir: eine akute Bewusstseinsstörung mit zeitlicher und räumlicher Verwirrtheit und Halluzinationen.

Fatigue: anhaltender Zustand von Müdigkeit, Erschöpfung und extremer Antriebslosigkeit.

Gliazellen (von griech. *glia* ›Leim‹): nichtneuronale Zelltypen des Nervensystems, die wichtige Stoffwechselaufgaben haben (Astrozyten), die Reizfortleitungen in Axonen beschleunigen (Oligodendrozyten) und das angeborene Immunsystem des Gehirns bilden (Mikroglia). Darüber hinaus wirken sie mit an der Reifung von Neuronen und an der Regulation der synaptischen Übertragung.

ICD-10-Code: Die Weltgesundheitsorganisation (WHO) hat die verschiedenen Krankheiten in unterschiedliche Gruppen eingeteilt. Innerhalb dieser Gruppen hat jede Erkrankung, die als solche von der WHO anerkannt worden ist, eine Kurzbezeichnung bekommen: den ICD-10-Code. Der ICD-10-Code für den Zustand nach COVID-19 lautet U09.9.

Immunglobuline: Eine andere Bezeichnung für Antikörper, oft werden sie zur Therapie von Autoimmunerkrankungen eingesetzt.

Interferone (IFN, von engl. *interfere* ›eingreifen, stören‹): Signalmoleküle des Immunsystems. Sie gehören zur ersten Abwehrlinie des Körpers gegen virale Infektionen.

Makrophagen (›Fressen‹, Phagocytose): gehören zum angeborenen Immunsystem und beseitigen Pathogene, aber auch eigene Körperzellen, wenn diese als fremd erkannte Moleküle präsentieren.

MERS-Virus (Middle East Respiratory Syndrome-related Coronavirus): Das Virus kann Kamele, Fledermäuse und Menschen infizieren.

Mikroglia: Immunzellen des Gehirns, gehören zur angeborenen Immunität und zur Gruppe der Makrophagen.

Monoklonale Antikörper: Proteine, die von nur einer Zelllinie (einem Zellklon) produziert wurden. Sie gehen zurück auf einen einzigen B-Lymphozyten und richten sich nur gegen einen einzelnen Bereich (Epitop) eines Antigens.

MRT (Magnetresonanztomografie, Kernspintomografie): bildgebendes Verfahren zur sehr genauen Unterscheidung von Gewebearten und -veränderungen (ein Herz-MRT z. B. wird zur Beantwortung der Frage vorgenommen, ob eine Herzmuskelentzündung besteht). Für die Lunge ist es wegen ihres hohen Luftanteils nicht geeignet. Es wird häufig zur Darstellung des Gehirns verwendet. Das Verfahren kommt ohne eine Strahlenbelastung für den Patienten aus, weil es wechselnde Magnetfelder nutzt.

Neurologie: Lehre vom Aufbau und der Funktion des Nervensystems, Synonym auch für ein medizinisches Fachgebiet der Nervenheilkunde.

Pathogene (von griech. *páthos* ›leiden‹ und *genesis* ›erzeugen/hervorrufen‹): Viren, Bakterien oder Pilze, die eine Erkrankung hervorrufen können.

PICS (Post-Intensivpflege-Syndrom): tritt nach schweren Verläufen von Covid-19 auf, aber auch nach anderen Erkrankungen, die zu einem Aufenthalt auf einer Intensivstation geführt haben.

Posttraumatische Belastungsstörung (PTBS): meist eine generelle Angespanntheit, Angst und Gereiztheit nach Erleben eines Traumas. Patienten leiden zudem unter quälenden Erinnerungen an das Ereignis oder beim gedanklichen Wiedererleben des Traumas. Die Verdrängung oder Vermeidung von auslösenden Faktoren ist ebenfalls typisch für eine PTBS, weil sich die Symptome dadurch verstärken würden.

POTS (Posturales orthostatisches Tachykardiesyndrom): äußert sich durch Standunsicherheit, Herzrasen, Übelkeit, Schwäche, Zittern, Ängstlichkeit und das Bedürfnis, sich hinzusetzen oder hinzulegen. Die Beschwerden treten typischerweise beim Aufrichten (Aufsetzen, Aufstehen) auf und bessern sich durch Hinlegen.

RNA (Ribonukleinsäure, engl. *ribonucleic acid,* RNA): dient in Zellen mit einem Zellkern dazu, den genetischen Code der DNA aus dem Zellkern zu transportieren, damit dieser Code in Proteine übersetzt werden kann. RNA ist einsträngig und kann bei einigen Viren auch statt DNA den genetischen Code selbst beinhalten.

T-Zellen: Immunzellen des adaptiven Immunsystems, die in verschiedene Zelltypen mit mannigfaltigen Funktionen unterschieden werden.

Zytokine: Botenstoffe des Immunsystems, die bestimmte Abwehrzellen aktivieren können und an Entzündungsprozessen maßgeblich beteiligt sind. Zu den Zytokinen gehören Interferone und Interleukine.

Zytokinsturm: eine besonders starke Zytokin-Freisetzung. Dabei setzt das Immunsystem hohe Konzentrationen der entzündungsfördernden Botenstoffen frei, die wiederum weitere Immunzellen zur Ausschüttung weiterer Zytokine veranlassen.

Literatur

Einleitung:

The Long Covid Self-Help Guide, Practical ways to manage symptoms. Green Tree (Autoren der Post-Covid Clinic, Oxford) 2022. Ab November 2022 auch auf Deutsch erhältlich: *Das Long Covid Selbsthilfe-Buch: Symptome erkennen, bewältigen und ins Leben zurückfinden*, Beck 2022.

O'Rourke, Meghan, *Unlocking the mysteries of long covid*, The Atlantic, April 2021 [08.03.2021].

Phetsouphanh, Chansavath et al., *Immunological dysfunction persists for 8 months following initial mild-to-moderate SARS-CoV-2 infection*. Nature Immunology 23(2), 210–216 (2022).

Spektrum Kompakt, *Long Covid – Das Leiden nach Corona*, Spektrum Wissenschaftlicher Verlag 40/2021.

Kapitel 1:

Al-Aly, Ziyad, Y. Xie, B. Bow, *High-dimensional characterization of post-acute sequelae of COVID-19*. Nature 594, S. 259–264 (2021).

Borch, Luise et al., *Long COVID symptoms and duration in SARS-CoV-2 positive children – a nationwide cohort study*. European Journal of Pediatrics 181(4), S. 1597–1607 (2022).

Ellert, Dr. Claudia, *Long Covid – Wege zu neuer Stärke: Symptome, Behandlungswege, Hilfe zur Selbsthilfe*. ZS-Verlag 2022.

Fischer, Kai, J. James Reade und W. Benedikt Schmal, *The Long Shadow of an Infection: Covid-19 and Performance at Work*. discussion paper no. 368, August 2021.

Frommhold, Dr. med. Jördis, *LongCovid: Die neue Volkskrankheit*, Beck 2022.

Heneka, Michael T. et al., *Immediate and long-term consequences of COVID-19 infections for the development of neurological disease*. Alzheimer's Research & Therapy 12(1): 69 (2020).

Laub, Otto et al., *Symptoms, SARS-CoV-2 Antibodies, and Neutralization Capacity in a Cross Sectional-Population of German Children*. Frontiers in Pediatric., Sec. Pediatric Infectious Diseases 9:678 937 (2021).

The Long Covid Self-Help Guide, Practical ways to manage symptoms. Green Tree (Autoren der Post-Covid Clinic, Oxford) 2022.

Munblit, Daniel et al., *Long COVID: aiming for a consensus*. The Lancet Respiratory Medicine, Vol. 10,7, S. 632–634 (2022).

O'Rourke, Meghan, *COVID Long Haulers Are Calling Attention to Chronic Illnesses*. Scientific American, 03/2022.

O'Rourke, Meghan, *The Invisible Kingdom: Reimagining Chronic Illness*. Riverhead 2022.

RKI, *Long COVID*. www.rki.de/SharedDocs/FAQ/NCOV2019/FAQ_Liste_Gesundheitliche_Langzeitfolgen.html (Stand: 19.08.2022)

S1-Leitlinie zu Long/Post-COVID und weitere Patienteninformationen, Stand: 17.08.2022 (in Überarbeitung), gültig bis 31.08.2023 (federführende Fachgesellschaft: Deutsche Gesellschaft für Pneumologie und Beatmungsmedizin e.V. (DGP).): www.awmf.org/leitlinien/detail/ll/020-027.html

Techniker-Krankenkasse (Hrsg.), TK-Gesundheitsreport 2022 – *Zwei Jahre Corona-Pandemie: Wie geht es Deutschlands Beschäftigten?* Teil 2 (Sonderauswertung zu Long-COVID).

Vilser, Daniel, *Long Covid / Post-COVID-19-Syndrom bei Kindern und Jugendlichen*. Pädiatrie 34(3), S. 20–25 (2022).

Verständlich aufbereitete Informationen über die Ursachen von Long-Covid finden sich auch hier: www.quarks.de/gesundheit/medizin/langzeitschaeden-von-covid-19-was-wir-wissen-und-was-nicht/

Studie zu Long-Covid bei Kindern: www.gesundheitsforschung-bmbf.de/de/longcocid-long-covid-19-bei-kindern-14424.php

Infos zu einer Studie über Long-Covid bei Kindern in Bayern: www.we-care.de/cokiba

Tenenbaum, T. et al., *Stellungnahme der DGPI, API, DGKJ, DGPK, GPOH, GKJR, GPP und STAKOB zur Klinik, Diagnostik und Therapie von Kindern mit COVID-19* – Update Februar 2022: dgpi.de/klinik-diagnostik-therapie-kinder-mit-covid-feb-2022

Kapitel 2:

Alfaro-Almagro, Fidel et al., *Confound modelling in UK Biobank brain imaging*. NeuroImage 224, 117002 (2021).

Douaud, G. et al., *SARS-CoV-2 is associated with changes in brain structure in UK Biobank*. Nature 604, S. 697–707 (2022).

Fernandez-Castañeda, Anthony et al., *Mild respiratory COVID can cause multi-lineage neural cell and myelin dysregulation*. Cell 185 (14), S. 2452–2468e16 (2022).

Fong, Tamara G. et al., *The interface between delirium and dementia in elderly adults*. Lancet Neurology 14(8), S. 823–832 (2015).

Garcez, Flavia B. et al., *Delirium and post-discharge dementia: Results from a cohort of older adults without baseline cognitive impairment*. Age and Ageing 48,6, S. 845–851 (2019).

Goldberg, Terry E. et al., *Association of Delirium With Long-term Dognitive Decline*. A meta-analysis. JAMA Neurology 77(11), S. 1373–1381 (2020).

Helms, Julie et al., *Neurologic Features in Severe Sars-CoV-2 Infection*. The New England Journal of Medicine 382, S. 2269–2270 (2020).

Kedor, C. et al., *A prospective observational study of post-CO-*

VID-19 chronic fatigue syndrome following the first pandemic wave in Germany and biomarkers associated with symptom severity. Nature Communications 13, 5104 (2022). doi.org/10.1038/s41467-022-32507-6

Kennedy, Maura et al., *Delirium in Older Patients With COVID-19 Presenting to the Emergency Department.* JAMA Network Open 3(11) (2020).

The Long Covid Self-Help Guide, Practical ways to manage symptoms. Green Tree (Autoren der Post-Covid Clinic, Oxford) 2022.

Misra, Shubham et al., *Frequency of Neurologic Manifestations in COVID-19, A Systematic Review and Meta-analysis.* Neurology 97(23), S. 2269–2281 (2021).

Proal, Amy D. und Michael B. VanElzakker, *Long COVID or Post-acute Sequelae of COVID-19 (PASC): An Overview of Biological Factors That May Contribute to Persistent Symptoms.* Frontiers in Microbiology, 2021.

Santomauro, Damian F. und COVID-19 Mental Disorders Collaborators, *Global prevalence and burden of depressive and anxiety disorders in 204 countries and territories in 2020 due to the COVID-19 pandemic.* Lancet 398, 10 312, S. 1700–1712 (2021).

Winkler, Nils und Gitta Meier, *Das Monster danach: Die neue, alte Volkskrankheit ME/CFS. Was sie mit uns macht, warum sie so viele Covid-Genesene trifft, und was wir tun können.* Nova MD, 2022.

Weitere Informationen zu Long-Covid sind auf dieser sehr guten Webseite von der DGFI (Deutsche Gesellschaft für Immunologie) gesammelt: das-immunsystem.de/corona/long-covid/

Definition und Informationen der WHO: www.who.int/news/item/02-03-2022-covid-19-pandemic-triggers-25-increase-in-prevalence-of-anxiety-and-depression-worldwide

Kapitel 3:

Bastard, Paul et al., *Autoantibodies against type I IFNs in patients with life-threatening COVID-19*. Science 370, 6515 (2020).

Blum, Dr. Susan und Michele Bender, *Autoimmunerkrankungen erfolgreich behandeln: Das 4-Schritte-Programm für ein gesundes Immunsystem*. VAK, 2019.

Couzin-Frankel, Jennifer, *Long Covid clues emerge from patients' blood*. Science 377 (6608), S. 803–804 (2022).

Del Valle, Diane Marie et al., *An inflammatory cytokine signature predicts Covid-19 severity and survival*. Nature Medicine 26, S. 1636–1643 (2020).

Dettmer, Philipp, *Immun: Alles über das faszinierende System, das uns am Leben hält*. Ullstein 2021.

Funk, Anna L. et al., *Post-COVID-19 Conditions Among Children 90 Days After SARS-CoV-2 Infection*. JAMA Netw Open 5(7):e2 223 253 (2022).
doi:10 1001/jamanetworkopen.2022 23 253

Garvin, Michael R. et al., *A mechanistic model and therapeutic interventions for Covid-19 involving a RAS-mediated bradykinin storm*. eLife 9 (2020)

Hampshire, Adam et al., *Cognitive deficits in people who have recovered from COVID-19*. eClinicalMedicine 2021; 39: 101 044 (2021).

Huang, Chaolin et al., *6-month consequences of COVID-19 in patients discharged from hospital: a cohort study*. Lancet 397,10 270, S. 220–232 (2021).

Käufer, Christopher et al., *Microgliosis and neuronal proteinopathy in brain persist beyond viral clearance in SARS-CoV-2 hamster model*. eBioMedicine, Lancet, 79,103 999 (2022).
doi.org/101016/j.ebiom.2022103999

Leppkes, Moritz et al., *Vascular occlusion by neutrophil extracellular traps in COVID-19*. EBioMedicine 58, 2020.

Liao, Mingfeng et al., *Single-cell landscape of bronchoalveolar immune cells in patients with COVID-19*. Nature Medicine 26, S. 842–844 (2020).

Löscher, Wolfgang und Charles L. Howe, *Molecular Mechanisms in the Genesis of Seizures and Epilepsy Associated With Viral Infection*. Frontiers in Molecular Neuroscience 15, article 870 868 (2022).

Meinhardt, Jenny et al., *Olfactory transmucosal SARS-CoV-2 invasion as a port of central nervous system entry in individuals with COVID-19*. Nature Neuroscience 24(2), S. 168–175 (2021).

Murk, William et al., *Diagnosis-wide analysis of COVID-19 complications: an exposure-crossover study*. Canadian Medical Association Journal 193(1), E10–E18 (2021).

Richtel, Matt, *Starke Abwehr – Unser Immunsystem: Ein medizinisches Wunder und seine Grenzen*. HarperCollins 2021.

Schwabenland, Marius et al., *Deep spatial profiling of human COVID-19 brains reveals neuroinflammation with distinct microanatomical microglia-T cell interactions*. Immunity 54(7), S. 1594–1610e11 (2021).

Spektrum Kompakt, *Long Covid – Das Leiden nach Corona*. Spektrum Wissenschaftlicher Verlag, 40/2021.

Streeck, Hendrik, *Unser Immunsystem: Wie es Bakterien, Viren & Co. abwehrt und wie wir es stärken*. Piper 2021.

Su, Yapeng et al., *Multiple early factors anticipate post-acute COVID-19 sequelae*. Cell 185,5, S. 881–895.E20 (2022).

Taquet, Maxime et al., *Neurological and psychiatric risk trajectories after SARS-CoV-2 infection: an analysis of 2-year retrospective cohort studies including 1 284 437 patients*. Lancet Psychiatry, 17.08.2022.

Vijayakumar, Bavithra et al., *Immuno-proteomic profiling reveals aberrant immune cell regulation in the airways of individuals with ongoing post-COVD-19 respiratory disease*. Immunity 55, 3, S. 542–556.e5 (2022).

Wade, Dorothy et al., *Characterising neuropsychiatric disorders in patients with COVID-19*. Lancet Psychiatry 7: 933 –934 (2020).

Kapitel 4:

Dettmer, Philipp, *Immun: Alles über das faszinierende System, das uns am Leben hält*, Ullstein 2021.

DiNicolantonio, James und Siim Land, *Der Immun Guide: Warum das Immunsystem Ursache vieler Krankheiten ist. Wie man es heilt. Entzündungen, Autoimmun- und chronische Krankheiten bekämpfen, Krebs vorbeugen*. millemari, 2021.

Lanz, Tobias V. et al., *Clonally expanded B cells in multiple sclerosis bind EBV EBNA1 and GlialCAM*. Nature 603(7900), S. 321–327 (2022).

Lenzen-Schulte, Martina, *Multiple vorbestehende Risikofaktoren: Long COVID ist nicht nur Schicksal*, Deutsches Ärzteblatt 119(10): A-438/B-359 (2022).

Murphy, Kenneth und Casey Weaver, *Janeway Immunologie*. Springer-Spektrum Verlag, 9. Aufl. 2018.

Richtel, Matt, *Starke Abwehr – Unser Immunsystem: Ein medizinisches Wunder und seine Grenzen*. HarperCollins 2021.

Su, Yapeng et al., *Multiple early factors anticipate post-acute COVID-19 sequelae*. Cell 185(5), S. 881–895.E20 (2022).

Sugiyama, Aya et al., *Long COVID occurrence in COVID-19 survivors*. Scientific Reports 12, article 6039 (2022).

Szymczak, Florian et al., *Gene expression signatures of target tissues in type 1 diabetes, lupus erythematosus, multiple sclerosis, and rheumatoid arthritis*. Science Advances 7, 2 (2021).

Wenner Moyer, Melinda, *Risikofaktor: Weiblich*. Spektrum der Wissenschaft, 02/2022.

Kapitel 5:
Long-Covid-Informationen für Patienten, Angehörige, Arbeitgeber:
Ein Online-Portal der Bundeszentrale für gesundheitliche Aufklärung befasst sich mit Long-Covid und liefert ausführliche Informationen, auch zu Themen wie »Long-Covid als Berufskrankheit«, und nützliche Hinweise, um den Wiedereinstieg in den Beruf so reibungslos wie möglich zu gestalten: www.longcovid-info.de
Von einer Selbsthilfegruppe zusammengestellte Informationen und Fallbeschreibungen:
longcoviddeutschland.org
Einen Leitfaden für Angestellte hat die Europäische Agentur für Sicherheit und Gesundheitsschutz am Arbeitsplatz zusammengestellt. Er ist für Angestellte wie für Arbeitgeber interessant:
Macdonald, Professor Ewan et al., *COVID-19-Infektion und Long Covid – Leitfaden für Beschäftigte*. Europäische Agentur für Sicherheit und Gesundheitsschutz am Arbeitsplatz 2021. osha.europa.eu/de/publications/covid-19-infection-and-long-covid-guide-workers
Ärztliche Leitlinie Long-/Post-COVID-Syndrom für Patienten, Angehörige, nahestehende und pflegende Personen, die auch Hinweise über den Umgang mit Symptomen und das Krankheitsmanagement selbst gibt, finden sich auf dieser Webpage in verschiedenen Dokumenten:
www.awmf.org
Sehr gute Auflistung von Anlaufstellen für Long-Covid-Patienten, nach Bundesländern geordnet:
www.chbeck.de/buecher/long-covid-post-und-long-covid-ambulanzen

Al-Aly, Ziyad, Benjamin Bowe & Yan Xie, *Long COVID after breakthrough SARS-CoV-2 infection*. Nature medicine 28,

S. 1461–1467 (2022). doi.org/101038/s41591-022-01840-0

Ballering, Aranka V. et al., *Persistence of somatic symptoms after COVID-19 in the Netherlands: an observational cohort study.* Lancet 400, 10 350, S. 452–461 (2022).

Bornstein, Stefan R. et al., *Chronic post-COVID-19 syndrome and chronic fatigue syndrome: Is there a role for extracorporeal apheresis?* Molecular Psychiatry 27(1), S. 34–37 (2021).

Broadfoot, Marla, *Wider die Selbstzerstörung*. Spektrum der Wissenschaft, 03/2022.

Frommhold, Dr. med. Jördis, *LongCovid: Die neue Volkskrankheit*. Beck 2022.

Hammond, Jennifer et al., *Oral Nirmatrelvir for High-Risk, Nonhospitalized Adults with Covid-19*. New England Journal of Medicine 386,15, S. 1397–1408 (2022).

Herold Kevan C. et al., *An Anti-CD3 Antibody, Teplizumab, in Relatives at Risk for Type 1 Diabetes*. New England Journal of Medicine 381(7), S. 603–613 (2019).

Klein, Jon et al., *Distinguishing features of Long COVID identified through immune profiling*. medRxiv preprint server, 12.08.2022. doi.org/101101/2022.08.0922278592

Ledford, Heidi, *Do vaccines protect against long COVID? What the data say*. Nature 599, S. 546–548 (2021).

Ledford, Heidi, *Long-COVID treatments: why the world is still waiting*. Nature 608, S. 258–2612 (2022).

The Long Covid Self-Help Guide, Practical ways to manage symptoms. Green Tree (Autoren der Post-Covid Clinic, Oxford) 2022.

Lonnemann, Niklas, S. Hosseini, C. Marchetti, D. B. Skouras, D. Stefanoni, A. D'Alessandro, C. A. Dinarello, M. Korte, *The NLRP3 inflammasome inhibitor OLT1177 rescues cognitive impairment in a mouse model of Alzheimer's disease*. Proc. Natl. Acad. Sci. USA 117, S. 32 145–32 154 (2020).

Medinger, Gez und Danny Altmann, *The Long Covid Handbook*. Cornerstone Press (erscheint 11/2022).

Nölke, Marc, *Long Covid Training: Mit Neuroathletik schneller regenerieren*. Herbig 2021.

Siska, Peter J. et al., *Metabolic imbalance of T cells in COVID-19 is hallmarked by basigin and mitigated by dexamethasone*. Journal of Clinical Investigation Nov 15;131(22):e148 225 (2021). doi: 101172/JCI148225

Tesarz, Jonas and Nees, Frauke, *Pain, the brain, and SARS-CoV-2: evidence for pain-specific alterations in brain-related structure–function properties*. Neuroforum 28(2), S. 105–116 (2022). doi.org/101515/nf-2021-0034

Zilberman-Itskovich, Shani et al., *Hyperbaric oxygen therapy improves neurocognitive functions and symptoms of post-COVID condition: randomized controlled trial*. Scientific Reports 12, article 11 252 (2022).

Register

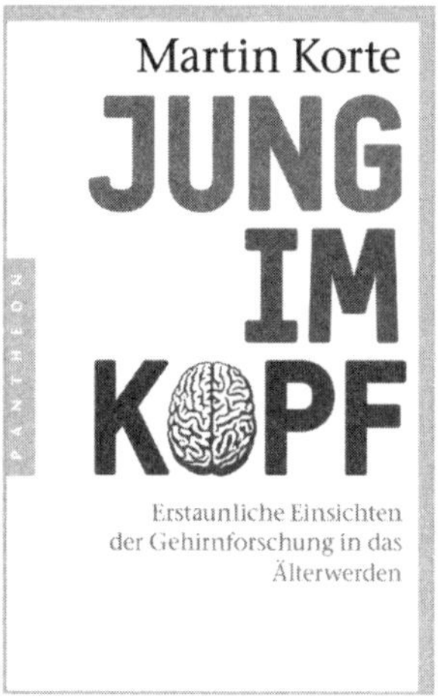

Besser als Sie denken: Wie unser Gehirn wirklich altert

Altern, so der renommierte Hirnforscher und Lernexperte Martin Korte, ist keineswegs gleichbedeutend mit körperlichem und geistigem Verfall. Das mittlere und das höhere Alter sind vielmehr menschliche Entwicklungsphasen mit bestimmten Eigenheiten, Schwächen, aber auch besonderen Fähigkeiten und Stärken, die wir erkennen und nutzen sollten. Korte räumt mit dem Mythos auf, dass Denk- und Gedächtnisvermögen im Alter vor allem schwinden, und zeigt, wie wir den Alterungsprozess unseres Gehirns beeinflussen können.

www.pantheon-verlag.de